ÉTUDE CLINIQUE

DE

L'APPENDICITE HERNIAIRE

INGUINALE ET CRURALE

PAR

FRANCIS JACQUEMIN

DOCTEUR EN MÉDECINE
ANCIEN INTERNE DES HOPITAUX DE PARIS
ANCIEN MONITEUR DE TUBAGE ET TRACHÉOTOMIE
ASSISTANT DE LA FACULTÉ DE MÉDECINE

PARIS

G. JACQUES, ÉDITEUR

14, RUE HAUTEFEUILLE, 14

—

1905

ÉTUDE CLINIQUE

DE

L'APPENDICITE HERNIAIRE

INGUINALE ET CRURALE

ÉTUDE CLINIQUE

DE

L'APPENDICITE HERNIAIRE

INGUINALE ET CRURALE

PAR

FRANCIS JACQUEMIN

DOCTEUR EN MÉDECINE
ANCIEN INTERNE DES HOPITAUX DE PARIS
ANCIEN MONITEUR DE TUBAGE ET TRACHÉOTOMIE
ASSISTANT DE LA FACULTÉ DE MÉDECINE

PARIS

G. JACQUES, ÉDITEUR

14, RUE HAUTEFEUILLE, 14

1905

INTRODUCTION

Au mois de mars 1904 une malade entrait à l'hôpital Lari-
boisière avec les signes d'une épiploïte herniaire crurale
droite, tumeur du volume d'une orange, dure, mate, irréductible, douloureuse. Pas de vomissements dans le service, constipation, mais persistance des gaz. Etat général bon, pouls
un peu accéléré. En l'opérant, quelle ne fut pas notre sur-
prise de trouver dans le sac le cœcum portant sur son côté
l'appendice accolé, turgescent, pris dans une gangue d'adhérences inflammatoires. C'était une appendicite herniaire. Un
an après nous avions l'occasion d'opérer, à la Pitié, un malade
porteur d'une hernie inguinale partiellement irréductible, présentant quelques particularités cliniques dont l'importance
nous échappa jusqu'au moment de l'opération. L'ouverture du
sac nous montra l'appendice adhérent à la paroi et contenant
une certaine quantité de mucopus. Le malade avait une appendicite chronique herniaire. Ces deux cas nous décidèrent
à étudier l'inflammation de l'appendice dans les hernies.

La nature du rôle spécial que peut jouer l'appendice hernié
enflammé ; la notion d'appendicite herniaire est de date toute
récente ; elle remonte à peine à une quinzaine d'années. Nous
n'en saurions prouver de preuve plus décisive que la déclaration
de Jalaguier dans le « Traité de Chirurgie ». En 1888 il présenta
au Congrès de Chirurgie sous la rubrique « hernie du cœcum »
une observation « qu'aujourd'hui il intitulerait certainement
appendicite herniaire ». Cependant la présence de l'appendice
dans les hernies avait été notée depuis fort longtemps. Nous
la trouvons mentionnée en 1785 dans le cours de pathologie de
Hévin, professeur de chirurgie. « Du côté droit, écrit-il, outre

« l'iléon, la poche du cœcum et le commencement du côlon
« forment quelquefois cette hernie. Je me trouvais à l'ouver-
« ture d'un grand dépôt qui s'était fait par congestion à la
« partie supérieure et interne de la cuisse et qui s'étendait jus-
« qu'au-dessous de sa partie moyenne. Je fus très surpris de
« voir sortir une source putride dont l'odeur vraiment sterco-
« rale me fit soupçonner que quelque portion d'intestin s'était
« trouvée pincée sous l'arcade crurale et s'y était ouverte par
« mortification. Effectivement à l'ouverture du sujet qui périt
« très promptement, M. Marigue, chirurgien du malade, recon-
« nut que l'appendice vermiculaire du cœcum avait glissé sous
« l'arcade de Fallope auquel il était adhérent, qu'il s'y était
« percé et avait permis l'issue des sucs excrémenteux fluides
« dans les tissus graisseux pendant que les matières solides
« avaient continué de passer par l'anus ».

L'importance de l'appendice en pathologie abdominale était
alors complètement méconnue, et les travaux parus sur la
localisation herniaire de l'appendice ne sont que de simples
constatations de faits, à titre de curiosité anatomique. D'ailleurs jusqu'au milieu du siècle dernier les connaissances en
pathologie herniaire étaient rudimentaires ; les doctrines de
l'engouement et de la péritonite herniaire occupaient une
place prépondérante. Ce sont les travaux de Gosselin qui ont
montré que cette péritonite herniaire ne constituait nullement une individualité pathologique, mais était une affection secondaire, c'est-à-dire la conséquence de l'inflammation
d'un organe hernié, notamment l'intestin étranglé. Aussi
lorsque vers 1889, la notion d'appendicite se substitua aux
notions de typhlite et d'abcès péricœcaux, lorsqu'on se rendit
compte du rôle de l'appendice dans la genèse des inflamma-
tions abdominales, on fit immédiatement application de ces
données à l'appendice hernié ; l'étude rétrospective des observations de péritonite herniaire permit de reconstituer un certain nombre de cas d'appendicite herniaire.

Maintenant qu'on a séparé les cas d'inflammation de hernie
consécutive à l'étranglement pour les rattacher à leur véritable

cause, on peut dire que l'appendicite herniaire constitue actuellement, avec les hernies de la trompe enflammée et quelques faits disparates, le champ presque exclusif de la péritonite herniaire.

Dans notre travail, nous nous attacherons surtout à l'analyse attentive des observations parues depuis une quinzaine d'années. Non pas que, de parti pris, nous laissions de côté les observations antérieures ; elles nous fourniront de précieux renseignements au point de vue de la fréquence, du siège, du sexe, de l'évolution de l'appendicite herniaire quand il n'y a pas intervention chirurgicale. Nous nous bornerons, parmi les observations récentes à reproduire ou à analyser celles qui nous paraissent les plus caractéristiques ou qui offriront un fait particulier intéressant à noter. Les autres observations seront citées à la bibliographie. Les reproduire toutes constituerait une répétition inutile ; il suffit de se reporter à la thèse d'Osty, parue il y a cinq années, et qui est très bien documentée.

L'appendice sain, normal, se rencontre assez souvent dans les hernies et ne détermine pas d'accidents. Très rare dans les hernies ombilicales, on le trouve fréquemment dans les hernies crurales et surtout inguinales. Tantôt il est seul, tantôt il est accompagné d'autres organes : le cœcum sur lequel il s'insère, l'épiploon, une anse d'iléon.

Sur 53 cas de hernies de l'appendice vermiforme, Klein n'a rencontré *l'appendice seul* que dans 19 cas. Ce n'est pas l'opinion de Brieger, qui a trouvé une proportion plus considérable d'appendice hernié seul ; mais son opinion est controuvée par la majorité des auteurs.

Généralement libre dans le sac herniaire, il peut n'être revêtu qu'en partie par le péritoine ; dans les hernies congénitales il est quelquefois adhérent par son extrémité au testicule ou à l'épididyme.

Ces différentes dispositions anatomiques ont permis d'établir certaines divisions dans l'étude de l'appendicite herniaire.

L'appendice enflammé peut constituer à lui seul le contenu

du sac herniaire ; il est, comme dans l'abdomen, atteint de folliculite chronique ou de sclérose, ou bien turgescent, rouge, tuméfié, ou bien sphacélé, perforé, sectionné. Tous ces cas constituent *l'appendicite herniaire proprement dite*. Mais si avec l'appendice, on rencontre dans le sac d'autres organes, une partie du cœcum, accompagné ou non d'anses agglutinées et recouvertes de fausses membranes, on dit qu'il y a *appendicite en milieu herniaire*.

Ces deux formes ne sauraient être opposées ; leur description doit au contraire, être confondue, car au point de vue étiologique, clinique et thérapeutique, elles offrent les plus grandes ressemblances. Elles constituent deux aspects anatomiques d'une seule et même affection, *l'appendicite herniaire*, et nous ne saurions, comme Lévy de Nancy, borner l'étude de celle-ci à la première de ces deux formes.

Par contre il convient d'écarter résolument de notre sujet tous les faits « où l'appendice est prolabé avec le cœcum dans un sac de hernie étranglée, intact d'ailleurs ou ne présentant d'autres lésions que la congestion et l'œdème, qui résultent des désordres circulatoires communs à tout le contenu herniaire ». (Lejars, Chirurgie d'urgence). Ces faits rentrent dans le cadre de la hernie étranglée ; l'inflammation de l'appendice ne joue qu'un rôle accessoire dans l'évolution des phénomènes ; ces observations ne ressortissent pas directement au cadre de l'appendicite herniaire. Telle est l'observation inédite que notre collègue et ami Lecène a eu l'obligeance de nous communiquer.

Etranglement herniaire par demi-volvulus du cœcum et de l'appendice ; Appendice légèrement enflammé. — Opération. — Mort par œdème de la glotte consécutif à une parotidite.

(Observation inédite du Docteur Lecène).

G... Louis, âgé de 66 ans, employé de commerce, entre le 24 juillet 1904 dans le service de Monsieur le Professeur Terrier avec des accidents d'étranglement herniaire datant de 2 jours. C'est un homme obèse, pesant 120 kilog. ; emphysémateux, légèrement alcoolique. Depuis de longues années, il était porteur d'une volumineuse hernie inguinale droite. Cette dernière n'était que partiellement réductible et n'était contenue par aucun bandage.

Il y a 2 jours, le 22 juillet, douleurs au niveau de la hernie, vomissements, malaise très marqué, arrêt des matières et des gaz ; des purges et des lavements énergiques restent impuissants à provoquer une selle. Le malade se décide à entrer à l'hôpital au bout de 48 heures. A son entrée, on constate l'existence d'une hernie inguinale droite, du volume de deux poings, douloureuse à la pression, surtout au niveau du collet, tendue et sonore. Température normale, pouls à 100 Ce jour même le malade a vomi plusieurs fois, et affirme n'avoir pas eu de gaz depuis 48 heures.

L'opération immédiate est décidée et pratiquée à 8 heures du soir par M. Lecène. Chloroforme. Incision parallèle à la direction du canal inguinal. On tombe sur un sac contenant du liquide sanguinolent. Après ouverture de ce dernier on constate qu'il renferme le cœcum et l'appendice, qui ont subi autour de leur méso allongé une demi-torsion. Il n'y a pas d'étranglement par le collet du sac qui est fort large. Ce demi volvulus est détruit, l'appendice réséqué ; ce dernier est un peu rouge et vasculaire. Réduction du cœcum dans le ventre, résection de la plus grande partie du sac, et en même temps castration pour assurer une plus grande solidité à la paroi. Fermeture de la paroi par 2 plans musculo-aponévrotiques ; petit drain sous-cutané.

Pendant les 2 premiers jours, suites normales, T. 37°2, pouls à 80° ; selles abondantes le lendemain de l'opération. Le 3e jour la T. matinale est de 38°2, le pouls à 100 ; le malade se plaint de souffrir dans la région parotidienne gauche ; celle-ci est le siège d'une tuméfaction douloureuse. La pression sur la glande détermine la sortie d'une goutte de pus par le canal de Sténon. Le 4e jour T. 38°5 ; pouls à 110. La parotide gauche a doublé de volume, la peau est rouge, vineuse, et toute la région extrêmement douloureuse. Le 5e jour au matin, le malade est pris d'accidents asphyxiques, qui amènent la mort en quelques instants sans qu'on ait pu intervenir.

A l'autopsie on ne constate rien d'anormal du côté de la plaie ; la peau est déjà cicatrisée ainsi que les plans musculo-aponévrotiques. Pas de trace de péritonite. Par contre, dans la région périglottique existe un œdème considérable qui obstrue presque complètement l'orifice du larynx ; à gauche, parotidite suppurée diffuse sans pus collecté.

L'inflammation appendiculaire, légère d'ailleurs, n'a été ici que tout à fait secondaire à côté du phénomène important : l'étranglement herniaire par demi-volvulus du cœcum.

Nous n'avons donné cette observation que pour montrer qu'il convient d'écarter de notre sujet tous les cas où l'inflammation de l'appendice ne joue pas le rôle prédominant et se trouve masquée par l'évolution d'une lésion plus considérable.

* *
*

De même que l'appendicite abdominale, l'appendicite herniaire peut être chronique, légère, à répétition, s'accompagner de péritonite adhésive ou suppurée (péritonite herniaire) et même de péritonite généralisée. En raison de son siège spécial, elle se présente sous les apparences d'une hernie simple, réductible ou irréductible, d'une hernie à crises douloureuses, intermittentes, d'un phlegmon herniaire, d'une épiploïte ou d'une entérocèle étranglée ; mais c'est l'épiploïte herniaire qu'elle simule le plus volontiers. Nous nous attacherons surtout dans ce travail à signaler les particularités cliniques qui permettront de dépister sous ces différentes apparences l'inflammation appendiculaire.

Nous éliminons de parti pris l'historique, la pathogénie, l'anatomie pathologique et la thérapeutique, cette dernière merveilleusement exposée dans le Traité de chirurgie de Lejars. De plus, nous nous bornerons à l'appendicite herniaire crurale et inguinale, bien qu'on ait signalé des observations d'appendicite herniaire ombilicale ; ces dernières ne présentent aucun caractère clinique particulier et constituent des découvertes opératoires ou des trouvailles d'autopsie.

ETRANGLEMENT APPENDICULAIRE
ET APPENDICITE HERNIAIRE

Y a-t-il lieu dans notre travail de distinguer l'étranglement appendiculaire de l'appendicite herniaire ?

L'étranglement appendiculaire est constitué par la constriction brusque plus ou moins forte de l'appendice dans un trajet herniaire. Mais un appendice peut-il s'étrangler ? A quels signes reconnaîtra-t-on cet étranglement ?

Dans le « Lyon médical », *Pollosson* insiste sur ce fait que l'étranglement vrai est déterminé par l'orifice herniaire et n'est pas secondaire à la présence dans la cavité de l'appendice de corps étrangers ou de matières fécales. C'est la présence d'un sillon, d'une stricture qui permet d'affirmer l'étranglement.

Rivet, dans sa thèse, a d'ailleurs nettement établi les faits. sur lesquels s'établit la théorie de l'étranglement — : « On a pu rencontrer, coïncidant avec des symptômes complets d'étranglement, l'appendice soit accompagné d'épiploon, soit absolument seul, présentant uniquement des phénomènes d'étranglement. On fut obligé de débrider le collet du sac et l'appendice mis en liberté présentait nettement à ce niveau un sillon d'étranglement typique. Une fois la réduction faite, la guérison survenait sans encombre ».

L'observation de *Guinard* (Presse médicale, 28 novembre 1896), semble constituer un cas typique d'étranglement.

« En examinant avec soin l'appendice, on constate qu'il présente une longueur exagérée de 15 centimètres. L'étranglement porte sur l'appendice seul ; c'est-à-dire qu'on peut voir, attenant à l'organe un méso graisseux qui allait du cœcum à l'extrémité libre de l'appendice, sans être enserré par l'anneau herniaire. Cela explique comment les vaisseaux étant respectés, il ne s'est pas produit de sphacèle du bout périphérique. Au niveau de l'agent d'étranglement, on voit sur l'appendice deux anneaux qui marquent la place où le canal appendiculaire était nettement oblitéré.

Enfin, au delà du point étranglé, l'appendice est dilaté et présente le volume et la forme d'une amande ».

Cette observation fut le point de départ d'une importante discussion à la Société de chirurgie. Michaux déclarait à ce moment que, trop souvent sans doute, l'étranglement appendiculaire avait été confondu dans les observations anciennes avec l'appendicite herniaire, comme cela avait eu lieu probablement dans les deux observations de Beaumetz (1859) et de Pick (Lancet 1880) rapportées dans la thèse de Mérigot de Treigny.

La grande difficulté consiste à expliquer comment l'appendicocèle peut s'étrangler. Les anneaux herniaires sont des anneaux fibreux, dépourvus de contractilité. La théorie de l'étranglement, qui s'applique si merveilleusement aux anses intestinales dans lesquelles cheminent des gaz et des matières, ne saurait en aucune façon être adaptée à l'appendice, organe inerte et sans fonction.

Différentes hypothèses ont été émises pour expliquer d'une façon plausible la possibilité de pareils étranglements.

Bouillet dans sa thèse les attribuait aux mouvements intestinaux qui peuvent couder brusquement l'appendice sur un anneau fibreux, comme le ligament de Gimbernat. *Vautrin*, dans un article de la Revue de gynécologie et chirurgie abdominale, ne croit pas à l'étranglement vrai de l'appendice, mais il invoque la coudure de l'appendice et la torsion de l'artère appendiculaire. « Il suffit, dit-il, d'une simple coudure dans le canal herniaire, d'une compression de l'anneau, d'une adhérence serrée, d'une torsion, pour intercepter l'apport sanguin et créer de toutes pièces l'appendicite ».

Ces explications sont incontestablement très ingénieuses ; mais elles ont le tort de constituer de simples vues de l'esprit et d'être dépourvues de toute base expérimentale ou anatomique sérieuse. Il semble bien à la vérité que dans certains cas très peu fréquents il y ait eu réellement étranglement de l'appendice. En particulier il convient de citer les cas d'incarcération rétrograde de l'appendice, dans lesquels ce dernier n'a glissé dans le sac herniaire que par sa partie moyenne infléchie en anse.

Dans les cas de Maydl, seul le bout libre resté dans le ventre était étranglé. Tels sont également les cas de Zarhadnicky, de Dominik Puporak, de Barbat. Dans l'observation de Puporak, après débridement de l'anneau on constate que la base de l'appendice était seule dans le sac, et que le sommet était dans le ventre étranglé par l'anneau.

Ces cas correspondent à une disposition anatomique exceptionnelle et permettent de comprendre l'étranglement de l'appendice, ce dernier s'engageant sous l'influence d'un effort violent dans un anneau fibreux, dans lequel il se trouve retenu. Mais il existe quelques autres observations où il semble bien qu'il y ait eu étranglement de l'appendice sans qu'on puisse s'expliquer le mécanisme de sa production.

En 1902, Mauclaire et Dambrin ont montré à la Société anatomique un cas où « il s'agit bien d'un étranglement de l'appendice et non d'une appendicite herniaire.

Cela est démontré par :

1) L'existence d'un sillon très net au point d'étranglement ;

2) La couleur et la tension du liquide contenu dans le sac ;

3) La coloration de la portion de l'appendice sous-jacente au rétrécissement qui rappelait absolument celle de l'intestin dans une hernie étranglée ; .

4) L'examen microscopique ».

A ce sujet M. Morestin rappelle le cas de M. Guinard, que nous avons cité plus haut, et conclut que le cas actuel constitue une démonstration péremptoire de l'existence d'un étranglement appendiculaire, distinct de l'appendicite herniaire.

Tout récemment M. Legueu présentait à la Société de chirurgie, une observation, reproduite plus loin, où, disait-il « il y

avait bien réellement étranglement de l'appendice par le collet
du sac : l'étranglement portait sur la partie moyenne de
l'appendice. L'étranglement était caractérisé par un sillon
très net existant au niveau de l'étranglement et par la tuméfaction de la partie sous-jacente, alors que la partie supérieure
était absolument intacte. L'étranglement était même assez
serré, puisque l'épiploon avait déjà pris une coloration noirâtre très prononcée ».

M. Legueu a même été plus loin ; non seulement il affirme
la possibilité et l'existence de l'étranglement appendiculaire,
mais à propos de cette même observation, il soutient que l'appendice étranglé dans une hernie ne provoque pas les accidents
que donne son inflammation, et qu'il y a par conséquent une
différence entre l'étranglement de l'appendice et l'appendicite
herniaire : « Pendant les dix jours que cet étranglement a duré
ou au moins s'est complété avant l'opération il n'a été constaté acun phénomène local ou général qui ait permis de penser
qu'il y avait dans cette hernie un segment quelconque même
diverticulaire de l'intestin. Il n'y avait ni fièvre, ni vomissements, ni altération du pouls. Et je pensais tout simplement
qu'il s'agissait d'une hernie crurale enflammée, irréductible
par inflammation et sans participation de l'intestin ».

Mais M. Demoulin dans la même séance signale un cas
identique au point de vue clinique et indépendant de tout
étranglement : « le cas intéressant, c'est la gangrène du sommet de l'appendice qui s'est faite sans symptômes graves
l'appendice n'était point étranglé, il vint facilement sous l'influence de tractions modérées que je fis, et qui amenèrent dans
la plaie son point d'insertion sur le cœcum.

Voilà donc deux observations analogues au point de vue
symptomatologique ; à l'opération on constate chaque fois une
gangrène localisée de l'appendice : dans la première elle semble
ressortir à un étranglement de l'appendice ; dans la deuxième,
ce dernier était manifestement libre. L'étranglement appendiculaire et l'appendicite herniaire se présentent sous une même
apparence clinique, sans qu'il soit possible de les différencier ;

il n'y a entre ces deux observations qu'une différence étiologique.

D'ailleurs, Le Duigou qui a fait tout récemment une thèse
sur l'étranglement de l'appendice vermiculaire dans le canal
crural, et qui en soutient non seulement la possibilité, mais la
fréquence, affirme que les deux complications, appendicite herniaire et étranglement hernaire, ne sauraient être opposées.

Pour notre part, nous croyons que l'étranglement vrai, pri-
mitif, de l'appendice existe bien dans les cas d'incarcération
rétrograde de l'organe, mais en somme, il ne s'agit là que
d'une rareté. Dans la majorité des cas, étiquetés étranglement
appendiculaire, il ne s'agit pas de cet étranglement vrai pri-
mitif, mais d'un étranglement secondaire, consécutif à l'inflammation de l'appendice:

« L'appendicite, dit Lévy, existe toujours, et c'est elle qui,
toujours, est la cause de l'étranglement. C'est elle qui par la
réaction inflammatoire qu'elle engendre autour d'elle, conges-
tionne, boursoufle les tissus environnants. Les anneaux herniaires subissent le contre-coup de l'inflammation qui s'est propagée
au sac ; ils se congestionnent et se tuméfient à leur tour ; l'appendice qui tout à l'heure pouvait encore s'engager librement à
travers l'orifice que ces anneaux livrent au sac herniaire, se
trouvera étranglé par ce bourrelet qui sera devenu plus volumineux. Le collet du sac s'épaissira également et deviendra aussi
une cause d'étranglement ».

Il n'y a pas lieu de séparer l'étranglement appendiculaire de
l'appendicite herniaire. Nous pouvons dire avec Berger, que
sauf dans quelques cas rares, comme celui que Guinard a
communiqué à la Société de chirurgie, il ne s'agit point d'étranglement véritable de l'appendice ; et si cet organe a été si
souvent trouvé gangrené dans les cas de ce genre, sa mortification était due à un processus analogue à celui qui la détermine quand l'appendice occupe sa place habituelle dans le
ventre.

! Dans cette étude purement clinique, il doit être envisagé
simplement comme une forme selon l'étiologie, de l'appendicite

herniaire, un cas d'appendicite herniaire non compliqué de péritonite herniaire, au moins au début. En effet, l'atteinte inflammatoire du péritoine pourra se produire secondairement, et aux symptômes déjà existants, viendront alors s'ajouter les signes propres à la péritonite herniaire : augmentation brusque du volume de la tumeur, tension très marquée, dureté, etc.

Au point de vue clinique, il ne convient donc nullement de séparer l'étranglement appendiculaire de l'appendicite herniaire proprement dite. Il existe, sinon primitivement, du moins secondairement des lésions identiques ; — la cause seule diffère ; — la symptomatologie est identique.

ETIOLOGIE

L'appendicite herniaire est une affection assez rare. Toutes les statistiques s'accordent pour signaler son maximum de fréquence chez *l'adulte* et surtout chez le *vieillard*. On peut en trouver la raison dans la plus grande fréquence aux mêmes époques des hernies appendiculaires :

Comment se répartit donc, suivant l'âge, la fréquence de celle-ci ? Les 56 cas qui constituent la statistique de Rivet se décomposent en effet de cette manière:

<pre>
1 enfant nouveau-né
1   —   deux jours
1   —   dix semaines
3   —   au-dessous d'un an
7   —   2 à 13 ans
6 cas de 19 à 30 ans
5 cas de 30 à 40 ans
10   —   40 à 50 ans
13   —   50 à 60 ans
9   —   60 et au-dessus
</pre>

La statistique de Sauvage comprend 29 cas et donne :

<pre>
1 cas au-dessus de 1 an
1   —   de 6 ans
2   —   10 à 20 ans
3   —   30 à 40 ans
4   —   40 à 50 ans
7   —   50 à 60 ans
11   —   60 à 70 ans
</pre>

En réunissant ces 2 statistiques, Lévy conclut à la plus grande fréquence de la hernie appendiculaire dans l'âge mur et surtout dans la vieillesse.

20 cas de 50 à 60 ans
20 cas de 60 à 70 ans

Le Duigou, qui s'occupe exclusivement des hernies appendiculaires crurales, trouve également que la grande majorité des hernies de l'appendice s'observent de 50 à 70 ans.

Ces faits sont en rapport exact avec la fréquence de l'appendicite herniaire aux mêmes âges.

Lévy étudiant l'ensemble des *appendicites herniaires proprement dites* et ajoutant ses deux cas personnels à ceux de la thèse de Bariéty, fait observer que dans les deux tiers des observations on trouve l'appendicite herniaire chez les individus âgés de 55 à 72 ans, avec une prédominance marquée entre l'âge de 60 à 72 ans.

Notre statistique qui porte sur 77 cas d'*appendicite herniaire proprement dite* et d'*appendicite en milieu herniaire* confirme ces données. Nous trouvons en effet :

2 cas au-dessous de 1 an
6   —   de 1 à 3 ans
3   —   » 10 à 20 »
5   —   » 20 à 30 »
6   —   » 30 à 40 »
12   —   » 40 à 50 »
16   —   » 50 à 60 »
19   —   » 60 à 70 »
7   —   » 70 à 80 »
1   —   » 85 ans.

A ce sujet Lévy fait remarquer qu'il se passe dans l'appendicite herniaire l'opposé de ce qui se passe dans l'appendicite abdominale ; l'appendicite herniaire serait surtout l'apanage des vieillards ; l'appendicite abdominale se rencontrerait plutôt chez les jeunes gens.

Cette opposition, plus apparente que réelle, s'explique aisément si on songe d'une part à la plus grande fréquence des hernies appendiculaires ou cœco-appendiculaires à un âge avancé, et d'autre part aux conditions pathogéniques de l'appendicite. L'appendicite aiguë en effet n'est le plus souvent, comme l'ont montré Brun et Jalaguier, qu'un épisode de l'inflammation chronique de l'appendice. En position herniaire l'appendice s'enflamme peu à peu et devient le siège d'altérations qui constituent l'appendicite chronique. Rarement la production de la hernie concorde avec l'évolution de la crise appendiculaire ; c'est le plus souvent nombre d'années après l'apparition de la hernie que se développent les phénomènes inflammatoires qui exigent une intervention chirurgicale.

Cependant il ne faudrait pas conclure de ces faits à l'extrême rareté de l'appendicite herniaire dans l'enfance. Rivet déjà avait noté que le jeune âge a une influence manifeste sur les hernies du cœcum et de l'appendice et que ces hernies sont fréquentes au-dessous de 15 ans. Notre statistique nous montre que l'appendicite herniaire existe aussi dans l'enfance ; nous trouvons 9 cas d'appendicite herniaire au-dessous de 15 ans. Faut-il rappeler les deux cas que Témoin signalait tout récemment (1904) dans le *Journal de médecine interne* (2 enfants l'un de 8 mois et l'autre de 3 ans).

Il existe même des faits de hernie appendiculaire au moment de la naissance. Notre collègue Le Play a présenté en avril 1904 à la Société anatomique trois pièces de hernie appendiculaire congénitale, qui prouvent que cette dernière n'est pas d'une rareté exceptionnelle.

Dans le premier cas il s'agissait d'une hernie appendiculaire congénitale. — Enfant mâle entré à l'infirmerie de la Maternité un jour après sa naissance et mort le même jour. A l'autopsie, appendice inclus dans le canal inguinal droit, recourbé deux fois sur lui-même, étranglé en quelque sorte, car il faut exercer une certaine traction pour l'extraire ; d'ailleurs la portion herniée formait une masse d'un diamètre beaucoup plus large que la portion originelle de l'appendice formant pédicule.

Des les 2 cas suivants, il s'agit de deux jumeaux, hérédo-syphilitiques, entrés à la crèche de la Maternité neuf jours après leur naissance, et présentant tous deux une hernie inguinale droite, plus ou moins facilement réductible. A l'autopsie dans la partie snpérieure du canal inguinal, l'appendice vermiculaire dans sa totalité, et le cul-de-sac cœcal.

*
* *

La fréquence relative de l'appendicite herniaire *dans les deux sexes* a été l'objet de multiples controverses. D'après Klein et d'après Brieger, la hernie appendiculaire se voit plus souvent chez l'homme que chez la femme. Notre statistique semble montrer qu'elle serait un peu moins rare dans le sexe masculin (45 cas hommes pour 32 femmes).

L'appendicite herniaire est un peu plus fréquente au niveau de l'*orifice inguinal* qu'au niveau du *canal crural*. Pour Berger, les hernies de l'appendice sont beaucoup plus rares à la région crurale qu'à la région inguinale (Soc. de Chirurgie, séance du 28 nov. 1900). Bariéty a rassemblé 18 observations d'appendicite herniaire ; il trouve 12 inguinales, dont 2 à gauche, et six hernies crurales.

Il est beaucoup plus intéressant de noter la fréquence respective des appendicites herniaires *inguinale et crurale suivant le sexe*. Le relevé des observations montre que l'appendicite inguinale est presque l'apanage exclusif de l'homme, l'appendicite crurale celui de la femme. Nous trouvons :

Chez l'homme, 41 inguinales, 4 crurales.

Chez la femme, 3 inguinales, 29 crurales.

L'appeudicite herniaire peut se produire aussi *à gauche* ; Bariéty avait déjà signalé 2 appendicites inguinales gauches. Ces cas semblent particuliers à l'homme. Chez la femme on n'a signalé aucun cas d'appendicite herniaire gauche, ni inguinale, ni crurale. Chez l'homme la statistique donne 3 appendicites inguinales gauches, et une crurale gauche. Les 3 observations d'appendicite inguinale gauche sont celles de Herbett

(78), Schwarz, (98), Vautrin, (98). Les deux premières sont des observations d'appendicite en milieu herniaire. L'observation d'appendicite crurale gauche est de Romm (96).

Presque toujours il s'agissait de hernie ancienne, dont la production avait précédé de longtemps l'inflammation appendiculaire : 9 fois seulement il semble que le début de l'appendicite ait été contemporain de l'apparition de la hernie.

Berger a classé les appendicites herniaires en deux grands groupes différents par leur aspect clinique et leur gravité, suivant que l'appendice est seul hernié ou accompagné d'autres organes. Dans le 1er cas c'est un abcès stercoral sans grand retentissement sur les fonctions abdominales et sur l'état général ; dans le second cas, le plus fréquent, c'est la péritonite herniaire avec son évolution tumultueuse. Cette division suffit à la grande majorité des cas. Depuis Berger un certain nombre d'observations nouvelles ont été publiées. Leur étude nous a permis de constater que dans une hernie l'inflammation de l'appendice présente les mêmes formes cliniques que dans l'abdomen. Elle peut être chronique ou aiguë ; légère, à répétition, s'accompagner de péritonite adhésive ou suppurée (péritonite herniaire) même de péritonite généralisée.

En raison de son siège spécial, elle se présente sous les apparences :

D'une *épiploïte herniaire* ;
D'un *phlegmon herniaire* suivi quelquefois de *trajets fistuleux* ;
D'une *entérocèle étranglée* ;
D'une *hernie simple réductible ou irréductible* :
D'une *hernie à crises douloureuses intermittentes* ;

C'est à l'étude de ces différentes formes que nous nous attacherons en insistant sur les caractères cliniques qui permettent de dépister l'appendicite herniaire et de la différencier des affections qu'elle simule. Nous les décrirons successivement en commençant par les plus fréquentes et les plus importantes.

A propos de chacune de ces formes nous reproduirons ou analyserons les observations les plus typiques.

C'est l'épiploïte herniaire qui est la forme habituelle de l'appendicite herniaire; c'est sous cet aspect qu'on la rencontre dans les 2/3 des cas ; c'est par elle que nous commencerons notre description.

I. — FORME EPIPLOITE HERNIAIRE

Il s'agit d'un malade d'un âge avancé, atteint depuis long-temps d'une hernie qu'il maintient à l'aide d'un bandage.

De temps à autre, il éprouve à ce niveau des sensations pénibles, désagréables, auxquelles il n'attache qu'une importance relative. Quelquefois c'est sans cause apparente, lors de l'abandon momentané du bandage, que sa hernie devient douloureuse et irréductible ; fréquemment c'est à la suite d'un effort, d'un mouvement violent, qu'elle devient subitement le siège d'une douleur aiguë, augmente de volume en même temps que le malade éprouve un malaise général. Dès ce moment on trouve dans l'aine droite, au niveau du canal inguinal si c'est un homme, du canal crural si c'est une femme, une tumeur assez volumineuse, dure, tendue, très sensible à la pression, et irréductible. La peau est souple à ce niveau, conserve sa coloration normale, et donne parfois une sensation de chaleur. Les mouvements, la marche, augmentent la douleur, forcent le malade à incliner le tronc en avant puis à s'aliter. L'état général est satisfaisant : parfoïs quelques nausées. Cependant la tumeur a augmenté de volume pendant les heures qui suivent, et sa tension devient considérable.

A ce moment, le médecin constate les signes physiques d'une hernie étranglée. La palpation de la tumeur détermine une douleur diffuse, présentant parfois un maximum, rarement localisé au niveau du collet. Elle donne l'impression d'une dureté particulière. La percussion rend un son mat. La toux ne détermine pas d'impulsion, et les tentatives de taxis que l'on pratique à tort sont infructueuses. Les douleurs, très marquées, s'irradient peu en général. Le malade a le ventre souple, parfois un peu ballonné ; il éprouve quelques nausées, rarement des vomissements, ceux-ci peu abondants, alimentaires ou bilieux : fréquemment, le malade est constipé, mais non d'une façon absolue ; les gaz continuent à passer librement. L'état général n'est pas inquiétant ; le facies exprime la souffrance, le teint est subictérique. La température est voisine de la normale, le pouls légèrement accéléré. Cet état peut persister pendant quelques jours et même tout rentrer finalement dans l'ordre, mais le plus souvent les douleurs locales augmentent, le passage des matières se fait plus difficilement ; un ou deux vomissements surviennent qui décident le malade à l'intervention qu'il avait jusque-là refusée.

Telle est l'évolution habituelle de l'appendicite herniaire.

La plupart des observations semblent calquées les unes sur les autres.

S., âgé de 54 ans, porteur d'une vieille hernie inguinale droite, voit *sous l'influence d'un effort* sa tumeur devenir grosse comme deux poings d'adulte, irréductible et douloureuse. Pas de vomissements, pas d'arrêt des matières. Au bout de quelques jours un peu de ballonnement du ventre ; quelques vomissements. Opération. Guérison. (Pollosson. Thèse de Charnois. Lyon, 1894).

Julie A., 50 ans, porte depuis 9 ans une hernie crurale droite. A ce moment, surviennent des accidents d'étranglement, mais la hernie fut réduite sous chloroforme ; 9 ans après elle sort de nouveau et devient irréductible. Localement, tumeur petite, marronnée, douloureuse, non enflammée. Comme symptômes fonctionnels, peu de chose : pas de vomissements ni de paralysie intestinale complète. La malade rendait des gaz. Opération. Guérison. (Sauvage, thèse de Paris, 1894).

M. L.. 45 ans, a depuis 2 ans une hernie crurale droite, qui devient tout à coup irréductible. La malade se couche et dort bien. Pendant 4 jours cette femme continue son travail, quoique ressentant quelques douleurs, pas d'autres symptômes anormaux. 6 jours après, au moment de l'opération, la malade est dans l'état suivant : pas de signes généraux, température et pouls normaux, pas de vomissements, pas de ballonnement du ventre ; elle a eu une selle la veille et a rendu des gaz par l'anus. Localement petite hernie crurale, du volume d'une noix, mate à la percussion, dure et douloureuse. Opération. Guérison. (Guinard, Soc. de Chirurgie 25 novembre 1896).

Mme M., âgée de 21 ans, porte depuis 2 ans une hernie crurale droite ; début par une douleur vive, soudaine qui augmente jusqu'au jour de l'entrée. A ce moment, 2 jours après, on constate une tumeur dure, tendue, du volume d'un œuf de poule, très sensible et irréductible. Depuis 3 jours constipation, nausées, un peu d'abattement. Opération : Guérison. (Newbolt, British medical, 97, t. 1).

Une malade, âgée de 39 ans, voit sa hernie, qui date de 3 ans, devenir soudain douloureuse et irréductible. La malade se couche et la douleur se calme. Deux jours plus tard la malade peut se lever mais est obligée de s'aliter derechef au 5e jour. A ce moment on constate dans la région crurale droite une masse marronnée, irréductible, mate, douloureuse. Etat général excellent. Pas de fièvre. Pouls normal. Pas de nausées. Gaz, mais constipation; cependant une purgation à l'huile de ricin avait provoqué deux selles dures, peu abondantes au troisième jour de l'étranglement. Opération. Guérison. (Taillefer de Béziers. Soc. de Chirurgie, 1901.

Amanda B., âgée de 50 ans, porte depuis 10 ans une hernie crurale droite. Il y a 8 jours, la tumeur grossit, devint douloureuse et irréductible, sans occasionner de constipation ni de troubles digestifs. A son entrée à l'hôpital, tumeur ovoïde du volume d'un œuf de dinde. Matité qui n'est pas celle de l'épiplocèle ordinaire. Tension considérable. Peau un peu rouge. Pas d'inégalité de consistance dans cette tumeur, mais fluctuation qui s'étend à toute la masse. Irréductibilité. Opération. Guérison. (Sorel, thèse Denis. Paris 1904).

Une femme âgée de 50 ans porte dans la région crurale droite une petite tumeur dure et sensible à la pression, apparue depuis 3 jours. Il y avait eu seulement quelques envies de vomir, un peu de sensibilité du ventre, pas d'arrêt des gaz ni des matières fécales. Opération. Guérison. (Demoulin, 14 décembre 1904, Soc. de Chirurgie).

Ces quelques observations résumées montrent bien la physionomie habituelle de l'appendicite herniaire. C'est la forme épiploïte herniaire.

Le *début* peut être insidieux ; généralement il est brusque : chez un vieux hernieux, apparaît soudain une douleur violente

dans l'aine en même temps que la hernie devient irréductible. Cependant l'apparition de la hernie peut coïncider avec
le début de la crise d'appendicite (cas de Demoulin). Dans
quelques observations, le malade signale des poussées douloureuses, antécédentes, qui paraissent avoir été des manifestations d'origine appendiculaire. Le malade de Gosset (observation citée plus loin) raconte qu'il était sujet à des crises
douloureuses de la fosse iliaque droite, qui l'obligeait à s'aliter. Il indiquait d'une façon assez précise, avec le doigt, un
point correspondant à peu près à celui de Mme Burney.

La *douleur* est remarquable par son intensité, localisée à
la tumeur, et continue.

Elle est très violente, constante. Son intensité a frappé tous
les observateurs (voir notamment, Thiéry, Potherat, Mauclaire et Dambrin). Lévy fait remarquer que sur cette douleur
continue peuvent se greffer des paroxysmes ; pour lui ce serait un
signe pathognomonique, permettant de diagnostiquer l'appendicite herniaire. Nous les retrouvons dans une observation de
Barbat, qui qualifie la douleur de spasmodique. La malade de
Lévy, avait remarqué qu'à un certain endroit de sa tuméfaction, les douleurs étaient plus fortes ; elle éprouvait à ce niveau des picotements très aigus, analogues à de fortes piqûres d'épingles. Les picotements n'étaient pas continus,
mais survenaient de temps en temps par paroxysmes et duraient à peine une minute.

D'après Osty cette douleur a un point maximum assez bien
limité, mais qui ne correspond pas toujours au pédicule ;
parfois on la trouve bien au-dessous, jusque vers le testicule.

D'après Honoré, ce qui différencie cette douleur de celle de
l'étranglement herniaire, que ce soit celui de l'intestin ou celui de l'épiploon, c'est qu'elle n'a pas de point maximum spécial et s'étend à toute la hernie, au lieu d'être localisée au
niveau du collet du sac. Le Duigou tout au contraire signale la
sensibilité toute particulière du pédicule à la pression dans
l'étranglement de l'appendice au niveau du canal crural.

Chez notre malade, nous n'avons pu déceler ce maximum

douloureux. Les auteurs sont en désaccord, et l'analyse des observations ne nous a pas permis de conclure au siège ni à la constance de ce caractère.

Cette *douleur s'irradie* peu en général. Honoré signale cependant des irradiations multiples vers l'ombilic, l'épigastre, le flanc droit et plus tardivement tout l'abdomen. Elles nous paraissent peu fréquentes ; dans quelques observations nous les notons vers la fosse iliaque droite, mais peu marquées. (Observation de Quénu, 1903). La malade de Barbat en présentait vers l'abdomen et vers la région lombaire. Sarfert, puis Jackle et Herbig ont insisté sur la propagation du côté de la cuisse et même à l'extrémité du membre inférieur.

Le *volume de la tuméfaction* est en général considérable. Pourtant Le Duigou, qui, il est vrai, a limité son étude au canal crural, signale le petit volume comme un caractère presque constant (presque toujours noix ou œuf de pigeon). Dans la plupart des observations, notamment dans les hernies inguinales, le volume de la masse paraît avoir frappé l'opérateur. Thiéry déclare que c'est une des plus volumineuses hernies étranglées qu'il ait vues dans la région inguinale. Dans notre observation le volume était celui d'une orange, dans celle de Bariéty celui du poing.

Lévy déclare qu'il y a lieu de faire ressortir cette considération en cas de hernie crurale, d'autant plus que celles-ci sont généralement petites, peu visibles, marronnées.

Lévy après Sarfert, Jackle, Herbig, insiste sur la rapidité avec laquelle se fait cette augmentation de volume de la tumeur. On retrouve en effet ce caractère dans les deux observations personnelles qu'il a publiées.

La *consistance* de ces tumeurs est en général assez dure ; elle est signalée dans presque toutes les observations et constituerait un signe qui permettrait de soupçonner l'appendicite herniaire. D'après Lévy ce serait une « dureté pierreuse ». Cependant dans plusieurs cas, on a pu percevoir la sensation de fluctuation ; Baillet (Soc. de chirurgie, 23 déc. 1903) signale même la faible tension de la tumeur.

Un dernier signe local, très rare, a été signalé par Sarfert ; c'est la *crépitation* à la palpation, phénomène probablement dû à de vieilles adhérences.

La *peau* est généralement normale, mais tendue ; il n'y a *pas d'œdème* de la région.

Les *symptômes abdominaux* sont fréquents, mais en général peu inquiétants et n'ayant nullement la gravité signalée dans l'étranglement intestinal.

Le malade présente un état nauséeux ; il a des éructations ; les *vomissements* ne sont pas constants, habituellement ils sont isolés, et n'ont pas le caractère incessant et précipité des vomissements d'obstruction intestinale. On les observe surtout au début des accidents ; ils disparaissent par la suite et laissent place à l'état nauséeux. Le plus souvent alimentaires ou muqueux, rarement bilieux, ils ne sont jamais fécaloïdes. Aussi sommes-nous fort surpris de l'affirmation d'Osty qui les envisage comme un réflexe sympathique et considère en eux « un phénomène constant, qui ne manque même pas dans les formes locales. Comme dans l'occlusion intestinale, ils sont d'abord alimentaires, puis bilieux, et en dernier lieu, fécaloïdes, mais il faut bien dire que ce dernier caractère est assez souvent absent. » (Osty).

Pour Lévy, les vomissements peuvent exister dans l'appendicite herniaire comme dans l'appendicite ordinaire, mais en général, ils sont rares. Il montre d'ailleurs que l'affirmation d'Osty est en grande partie contredite par les observations publiées à la fin de sa thèse ; personnellement il ne les a trouvés que dans 1/6 des cas.

La *suppression des matières*, est rarement absolue. Une constipation relative est fréquente. Le malade n'a qu'une selle en quelques jours ; ou ne vide son tube digestif que grâce à un purgatif ou à un lavement. En général cettte constipation est beaucoup plus marquée dans les appendicites en milieu herniaire que dans les appendicites herniaires pures. Elle est notée dans presque toutes les observations. Cependant il convient de signaler celle de Mouillé, (Th. de Briançon, 96 97), dans laquelle « le malade, trois ou quatre jours après le début des accidents, se présente avec une forte fièvre, une diarrhée abondante ; les selles sont fréquentes et liquides, le toucher de la tumeur est le siège d'une vive douleur ». Mais ce fait est exceptionnel.

On n'a jamais signalé la *suppression des gaz*.

Le *ballonnement* du ventre est rare et peu marqué d'ordinaire. Le malade de Rochard (Soc. de Chir., 1904) avait bien le ventre ballonné, mais souple. Dans la plupart des observations ce symptôme n'existe pas ou est insignifiant. Osty le considère comme fréquent, ainsi que la douleur de la fosse iliaque.

Dans cette forme d'appendicite herniaire, la plus fréquente, l'*état général* du malade n'est pas touché ou l'est d'une façon très légère. La description d'Osty ne saurait nullement s'appliquer à la forme habituelle de l'appendicite herniaire (épiploïte herniaire). D'après cet auteur le facies serait péritonéal, traits tirés, yeux excavés, pouls filiforme, dépressible, respiration anxieuse, excrétion urinaire pénible ou absente, etc.— Assez souvent le malade est venu à pied à l'hôpital, ou bien a pu continuer un certain temps ses occupations. Faut-il rappeler les observations plus haut citées de Taillefer, de Guinard ? Ce ne sont pas d'ailleurs les accidents généraux qui le poussent à consulter, c'est la douleur et l'irréductibilité de sa hernie qui l'inquiètent. Il y a peu ou pas de température, jamais d'hypothermie. Le pouls est normal ou légèrement accéléré ; il est bien frappé, varie de 80 à 104. Pas de symptômes urinaires. Cependant, dans certains cas, on note un certain retentissement sur l'ensemble de l'organisme ; le facies est légèrement grippé, (observation de Lévy). Dans l'observation de Renaut (thèse Denis), le teint est subictérique, le pouls à 104 ; dans celle de Rivet (1894), le facies était grippé les yeux excavés, le pouls petit, rapide ; dans celle de Mauclaire et Dambrin, on note le facies un peu grippé, le pouls à 100. De même dans celle de Bariéty, reproduite plus loin. Mais en général ces phénomènes ne sont qu'ébauchés et n'offrent aucun caractère alarmant.

Appendicite aiguë en milieu herniaire. — Opération. — Guérison.

(Observation personnelle).

C... Marie, âgée de 29 ans, entre le 25 février 1904 salle Elisa
Roy, dans le service de mon chef M. le Docteur Michaux. Cette
femme portait depuis plusieurs années une hernie crurale droite
peu volumineuse, qui ne la gênait que médiocrement et n'était contenue par aucun bandage. Elle raconte que deux jours auparavant
elle a été prise d'une douleur brusque dans l'aine droite, qui l'a
forcée de s'aliter. En même temps, la hernie augmentait de volume,
devenait dure, tendue, et ne pouvait plus rentrer comme d'habitude. La malade a eu quelques nausées, un ou deux vomissements
alimentaires et bilieux. Constipation, mais persistance des gaz.
Léger mouvement fébrile, d'après les dires de la malade. A son
entrée, on constate dans la région crurale droite une masse assez
volumineuse (orange), dure, mate, tendue, irréductible, douloureuse à la pression dans toute son étendue. La peau est souple à ce
niveau et sans trace d'inflammation. Ballonnement du ventre peu
marqué ; pas de vomissements dans le service ; constipation, mais
persistance des gaz. Etat général assez bon. La T. est voisine de la
normale, le pouls très légèrement accéléré. En présence de ces
phénomènes, on porte le diagnostic d'épiploïte herniaire et on
décide de pratiquer l'opération le lendemain.

Opération le 26 février. — Incision de la peau et des plans sous-
cutanés. On tombe sur le sac qui renferme un liquide noirâtre,
sanguinolent. Après ouverture de ce dernier, on trouve le cœcum
rouge, congestionné, et portant sur son côté l'appendice, accolé,
turgescent, gros comme le petit doigt, pris dans une gangue d'adhérences inflammatoires. Après nettoyage, on attire la portion abdominale du cœcum dans la plaie et on constate qu'il n'existe aucun
sillon net d'étranglement. Le collet du sac aussi bien que l'anneun
crural permettent d'ailleurs l'introduction de 2 'doigts. L'appendice est réséqué et le moignon enfoui sous un repli épiploïque.
Réduction en masse du cœcum ; dissection et résection du sac.
Fermeture de l'orifice herniaire par réunion de l'arcade au pectiné ;
on laisse cependant un petit drain abdominal pour plus de sûreté.

Les suites furent normales. La malade eut un ou deux vomissements qu'on put attribuer au chloroforme. Selles et gaz. Pas de

phénomènes généraux. Pas de fièvre. Le ventre est souple. Le surlendemain, on retire le petit drain abdominal et on le remplace
les deux jours suivants par un petit drain sous-cutané. Guérison.

Appendicite herniaire

Obs. de Lévy résumée. Archives provinciales de chirurgie. —
(Juillet 1903).

Femme de 63 ans, porte depuis 13 ans dans la région crurale
droite une petite tuméfaction de la grosseur d'une noix. Cette
grosseur provoquait à de rares intervalles des tiraillements qui
duraient quelques heures, et auxquels la malade ne prêtait aucune
attention.

Le 14 janvier en dînant, elle est prise de quintes de toux, et une
demi-heure après, éprouve des lancées au niveau de sa hernie ;
cette douleur quoique supportable l'empêche de dormir toute la
nuit. Le lendemain, tumeur plus volumineuse. Tentatives très
douloureuses de taxis.

La douleur était générale dans toute la tuméfaction, mais la
malade avait remarqué qu'à un certain endroit de cette grosseur,
les douleurs étaient plus fortes ; elle éprouvait à cet endroit des
picotements très aigus, analogues à de fortes piqûres d'épingle.
Ces picotements n'étaient pas continus, mais survenaient par paroxysmes durant à peine une minute. Etat nauséeux très marqué.
Le médecin dans l'impossibilité de réduire la tumeur envoie la
malade à Nancy.

Examen. — A la base du triangle de Scarpa, tumeur crurale
du volume d'un œuf de poule, située à droite, régulière, puriforme,
très dure. Peau lisse, normale. Irréductibilité totale de la hernie.

Selle la veille au soir, le jour même, gaz, aucun vomissement,
état nauséeux. Mais on est frappé par la tension et la dureté pierreuse de cette hernie « la palpation donnait en quelque sorte l'impression d'un caillou accolé à la partie supérieure de la cuisse » ;
à la percussion, matité complète.

L'état général inspirait quelques inquiétudes ; pouls normal,
mais facies grippé. Opération le lendemain du début des accidents. Grande quantité de liquide séreux dans le sac. Appendice
gros, tuméfié, congestionné, complètement incurvé avec concavité

tournée du côté de l'abdomen. Appendicite herniaire. Suites normales. Guérison.

Hernie de l'appendice. Corps étranger et appendicite.

(Séance du 15 juin 1898. Soc. de Chirurgie). Potherat.

Il s'agit d'un jeune homme de dix-huit ans, vigoureux, bien
portant, entré dans mon service le 19 mai dernier, demandant à
être opéré d'une hernie inguinale droite survenue dans les circonstances que voici :

Dès les premières années il avait présenté une hernie inguinale
à droite et à gauche, pour lesquelles il avait porté un bandage jusqu'à
quatorze ans. A quatorze ans, les hernies n'étant plus apparentes, le
bandage est abandonné. Pendant quatre ans, tout va bien et le
jeune homme se considère comme guéri. Mais, dans les derniers
jours du mois d'avril dernier, voici que tout à coup, il est pris,
dans la journée, au cours de son travail d'employé de commerce,
d'une *douleur très violente* à l'aine droite ; il peut à peine se tenir
debout, et c'est avec les plus grandes difficultés qu'il rentre chez
lui où il arrive pâle et défait. Il avait en même temps vu apparaître, là où siégeait la douleur, une boule qui diminua un peu par
le repos du lit. Pendant ce repos la douleur s'atténuait, disparaissait même complètement, mais redoublait dès que le malade se
levait et voulait marcher. En présence d'une pareille situation il
comprit qu'il devait recourir à une opération chirurgicale.

Lorsque je l'examinai, je constatai à gauche, un anneau inguinal
large, et une pointe légère de hernie facilement réductible. A
droite, quand le malade est debout, on voit apparaître à l'orifice
externe du canal inguinal, une boule grosse comme une noix,
véritable bubonocèle, facilement réductible avec gargouillement
laissant à sa place un orifice large, mais qui reste occupé par un
cordon roulant sous le doigt, douloureux, distinct du cordon sper-
matique et qu'il est impossible de réduire. Je pensai qu'il s'agissait là d'une corde épiploïque adhérente.

Il n'en était rien. En effet, le sac ouvert je trouvai, non de l'épiploon, mais un long appendice vermiculaire, épais, charnu, très
augmenté de volume, relié à un méso, également très épaissi,
charnu, remontant dans le canal inguinal mais en même temps
fixé par des adhérences inflammatoires à la partie postérieure du
sac. Le plus haut possible je séparai l'appendice de son méso ; je

liai et détachai chacun d'eux séparément; enfin j'achevai la dissection du sac, et la cure radicale, comme à l'ordinaire. A gauche, je
me contentai de réparer le canal inguinal pour mettre obstacle à la
hernie commençante. Les suites opératoires furent aussi simples
qu'à l'ordinaire, et je n'ai aucun incident à signaler.

Telle est l'histoire clinique de mon malade ; il me semble que
l'interprétation qu'il faut en tirer est aisée. Ce sujet était depuis
sa jeunesse porteur d'une hernie facilement réductible, à droite et
à gauche. A droite l'appendice s'engageait dans le sac herniaire,
mais se réduisait facilement aussi. A quatorze ans, la situation est
la même, mais l'intestin sort peu chez cet adolescent qui ne fait
pas de travaux bien durs, il se croit guéri et pourtant, il est pro-
bable que l'appendice continue à sortir facilement et fréquemment
à droite. Mais cet appendice est sain, le jeune homme ne souffre
pas jusqu'au jour où l'appendice s'enflamme, donnant lieu comme
toujours à une douleur très vive. La poussée aiguë est modérée;
elle ne va pas jusqu'à la nécrobiose et à la perforation ; elle s'atté-
nue par le repos et se transforme en une inflammation subaiguë,
n'éveillant de douleur que dans les mouvements, c'est-à-dire quand
l'appendice est tiraillé, mais provoquant l'épaississement des
parois, du méso, des adhérences, avec le sac, en même temps que
ces altérations de la muqueuse indiquées plus haut, et la sécrétion
qui en fut la conséquence.

Hernie appendiculaire étranglée dans l'anneau crural.

*MM. Mauclaire, chirurgien des hôpitaux, professeur agrégé
à la Faculté, et Dambrin, interne des hôpitaux. Soc. anatomique. Juillet 1902.*

Marie D., âgée de 48 ans, blanchisseuse, entrée à l'hôpital
Laennec, salle Chasseignac, le 31 mai 1902.

La veille de son entrée, vers quatre heures de l'après-midi, cette
femme éprouve une douleur violente dans l'aine droite, avec état
nauséeux mais sans vomissements. Le lendemain, l'état s'aggrave
légèrement, les douleurs augmentent d'intensité, la malade a une
selle peu abondante. Un médecin appelé constate dans l'aine
droite une tumeur irréductible, très douloureuse et envoie la malade à l'hôpital à 9 heures du soir. A l'examen, le ventre n'est pas
météorisé, la palpation est peu douloureuse. On trouve une tumeur
du volume d'une noix, siégeant dans la région crurale droite. Cette
tumeur est très dure, irréductible, très douloureuse à la palpation,
à sa surface la peau est normale.

Le facies est un peu grippé ; pouls à 100, bon, température 37°. État nauséeux, mais pas de vomissements.

La malade raconte que de temps en temps, elle sentait dans l'aine droite, une sorte de « cordon » qui n'était nullement douloureux, mais pas de tumeur véritable.

Bien que la malade n'ait pas vomi, mais à cause de la douleur vive et de l'irréductibilité de la tumeur, on porte le diagnostic de hernie crurale étranglée.

Opération pratiquée à onze heures du soir. Chloroforme. Incision verticale de 8 centimètres de longueur, au point culminant de la tumeur. Après section de la peau et du tissu cellulo-graisseux, on tombe sur une tumeur violacée, grosse comme une châtaigne, que l'on isole jusqu'à sa base au niveau de l'anneau crural ; cette tumeur est bien située entièrement au-dessous de l'arcade crurale. Incision du sac avec beaucoup de précaution ; il s'écoule un jet de liquide brunâtre d'odeur forte qui jaillit sur l'opérateur, la tension du liquide semble donc très forte. On voit alors à l'intérieur du sac très mince, un organe ovoïde, gros comme une noisette, de couleur violacée, noirâtre par places. Sur la sonde cannelée introduite dans la partie interne de l'anneau crural, on sectionne l'agent d'étranglement (ligament de Gimbernat) ; alors on dégage et on tire au dehors cet organe : c'est l'appendice cœcal étranglé. Le sac est très friable, très mince, se déchire et il est impossible de l'isoler. Section de l'appendice à sa base, après ligature au catgut, on touche le moignon au thermocautère et on le fixe par un point de catgut passé dans le petit oblique à la manière d'un Barker. Nettoyage de la plaie. Suture de la peau. Drainage avec une mèche de gaze stérilisée. Pansement.

Le troisième jour, le pansement est défait, la mèche enlevée, pas de suppuration.

Le huitième jour, les fils sont enlevés ; réunion par première intention.

Hernie inguinale droite ancienne. Irréductible depuis trois mois. Tumeur inguinale, grosse, douloureuse. Aucun symptôme d'étranglement.

Service du Dr Sorel. — In thèse Denis. Paris 1904

Paul F..., âgé de 59 ans, entre dans le service le 25 février 1903. Il a eu une fièvre typhoïde à 18 ans et une fluxion de poitrine à 55 ans ; c'est un homme vigoureux et jouissant d'une bonne santé.

A 19 ans, il s'est produit une hernie inguinale droite ; le malade a toujours porté un bandage. Depuis trois à quatre mois sa hernie est devenue irréductible.

20 février 1904. — Il a ressenti l'après-midi une vive douleur dans le bas-ventre et a dû cesser son travail ; il a eu des nausées dans la soirée, mais sans vomissements ; il a rendu des gaz et même il a eu des selles.

Le Dr Gressin a fait trois tentatives vaines de taxis et nous l'adresse le 24 février. Le malade vient à pied à la consultation du Dr Sorel ; il ne se plaintplus de douleurs dans le ventre, ni de troubles digestifs. Dans le canal inguinal, il est porteur d'une tumeur allongée, descendant jusque dans les bourses, large de trois doigts : la tumeur mate n'est pas très tendue ; elle est irréductible et couverte d'une peau saine et mobile. Le malade ne présente aucun symptôme d'étranglement, il souffre seulement au niveau de sa hernie.

Les poumons sont sains, sauf quelques râles sibilants légers et disséminés. Les battements du cœur sont normaux. Les urines ne présentent ni sucre, ni albumine.

25. — Le malade entre dans le service et est préparé pour l'opération qui a lieu le lendemain.

26. — *Opération* sous le chloroforme ; la tumeur inguinale est incisée, le sac est très épais ; les parties entourant le sac sont infiltrées de sérosités dues aux tentatives de taxis. Le sac contient un peu de liquide. Pour le disséquer, le canal inguinal est fendu ; arrivé dans le ventre, nous trouvons là seulement du péritoine sain. Les tuniques du testicule sont également infiltrées de sérosités sanguines. Le contenu du sac est uniquement composé d'un appendice rouge, épais, tuméfié, long de 12 centimètres, large de trois centimètres et demi. Son insertion au cœcum est encore rouge et présente quelques adhérences ; mais ces lésions sont moins marquées qu'au niveau du sac.

Ligature à la base de l'appendice et résection de cet organe. Un drain est placé dans la plaie. Le canal est refait avec 6 crins, en 8 de chiffre, suturés à la peau ; quelques sutures sur les bourses. Les suites opératoires sont très simples.

10 mars. — Ablation du drain et des fils.

21 mars. — Le malade se lève.

24 mars. — Il sort guéri.

Gangrène de l'appendice hernié.

(Bleynie et Descazals). — *Limousin médical* (Juillet 1904).

Le 29 décembre 1902, je fus appelé en consultation auprès d'une malade de mon confrère et ami le D⁏ Pierre Bleynie que ce dernier avait vue la veille pour la première fois .

Rien de spécial ou d'intéressant à noter dans les antécédents de Mme O..., âgée de 55 ans.

Cette malade se plaignait d'avoir ressenti huit jours auparavant une douleur brusque au niveau de la partie inférieure droite de l'abdomen suivie bientôt de vomissements. Puis la douleur diminua peu à peu d'intensité, les vomissements se calmèrent et la malade put continuer à vaquer à ses occupations. Cependant il persistait dans la région de l'aine, du côté droit, une douleur peu intense, mais continuelle, qu'exagérait la station verticale, si bien que la malade marchait légèrement inclinée en avant.

Mais ce ne fut pas la douleur qui détermina la malade à consulter le Dʳ Bleynie, ce fut la présence d'une saillie apparue à la région douloureuse.

Lorsque nous examinons Mᵐᵉ O... huit jours après le début des accidents, l'état général était parfait, le pouls calme et normal, pas de vomissements, pas de ballonnement du ventre ; il y avait une selle et des gaz depuis le commencement de la maladie. La température était normale. Il existait à la région crurale une petite saillie allongée dans le sens transversal et située un peu au-dessous de l'arcade de Fallope. La peau, d'aspect normal glissait facilement sur cette petite tumeur que la palpation légèrement douloureuse révélait irréductible et bosselée. Les efforts de toux commandés à la malade ne modifiaient pas le volume de la partie saillante et on n'y percevait aucun phénomène d'impulsion.

L'idée d'une masse ganglionnaire ne nous arrêta pas longtemps à cause du début rapide et aussi parce qu'il n'existait aucune lésion pouvant expliquer une adénite. Restait donc la possibilité d'une hernie crurale dont le contenu ne pouvait être que de l'épiploon, le diagnostic expliquait en effet l'aspect bosselé de la tumeur, la persistance du bon état général, et l'absence de phénomènes d'obstruction. L'irréductibilité et le manque d'impulsion pendant l'effort ainsi que la douleur accrue pendant les derniers jours nous firent conclure à l'étranglement de la portion d'épiploon hernie. Ces considérations nous firent proposer une intervention qui fut acceptée et pratiquée le lendemain 30 décembre.

Après incision de la peau, je trouvai la masse principale, grosse comme une noisette entourée de tissu cellulaire œdématié et d'aspect inflammatoire, si bien que je revins à ce moment à notre première idée d'adénite. Malgré une dissection prudente, je ne pus trouver de sac et l'ouverture de la petite tumeur laissa échapper une très petite quantité de liquide louche entraînant quelques parcelles de tissus nécrosés. En voulant enlever un débris sphacélé et plus volumineux que les autres, j'attirai au dehors un cordon lisse qu'un examen attentif me montre être l'appendice. Son extrémité seule était atteinte, le reste était absolument sain jusqu'à l'insertion du cœcum. Ce ne fut, du reste qu'en débridant l'arcade crurale que je pus atteindre le cœcum ; car l'orifice par lequel sortait l'appendice était extrêmement petit, au point que je me suis demandé depuis s'il s'agissait bien du canal crural et non pas d'un orifice spécial creusé au travers de l'arcade.

Je réséquai l'appendice au ras du cœcum, refermai l'orifice et suturai la peau sans drainer après un nettoyage minutieux de l'espèce de coque ou était enfermée l'extrémité libre de l'appendice. Les suites opératoires furent des plus simples et la malade guérit sans incident.

Etranglement de l'appendice dans une hernie crurale.

(*Legueu*). *Société de chirurgie*, 20 décembre 1904.

Mme T..., blanchisseuse, cinquante-trois ans, entre le 21 mars 1904 à l'hospice de Bicêtre, salle Després.

Mariée à 24 ans, elle a eu quatre enfants dont un seul actuellement vivant (celui-ci vient d'être opéré d'adénite bacillaire au cou, par M Legueu).

Depuis le début de l'hiver, la malade tousse et présente des deux côtés des signes de bronchite, avec prédominance, au niveau du sommet droit.

Le mardi, 15 mars, en lavant du linge, elle est prise d'une quinte de toux et de coliques qu'elle attribue à un effort. Ayant fini son travail, elle s'aperçoit qu'elle a une grosseur dans la région inguinale droite; grosseur qui n'y était pas auparavant.

Le lundi suivant (21 mars), continuant à souffrir, la malade sur le conseil de son médecin entre à l'hôpital.

La malade, examinée à son entrée, présente, au niveau de la base du triangle de Scarpa, une tumeur arrondie, du volume d'un œuf de pigeon : elle est très certainement sous-jacente à l'arcade crurale, et correspond à la partie interne de l'artère. Cette tuméfaction est dure, mate à la percussion, douloureuse à la pression et irréductible. Il n'y a ni vomissements, ni accidents aigus d'étranglement.

La malade est opérée le 25 mars 1904. Chloroformisation.

Incision classique de la hernie crurale. Découverte, libération

et ouverture du sac herniaire qui contient l'appendice ainsi que
des franges épiploïques périappendiculaires. L'appendice présente
un étranglement net, produit par le collet du sac et qui persiste
après section de l'arcade de Fallope et abaissement en masse de
toute la hernie.Les franges épiploïques périappendiculaires étranglées sont noires, sur une hauteur de 3 centimètres.

L'appendice libéré, est lié, sectionné et réduit, ainsi que l'épiploon dont la portion douteuse est réséquée sous ligature.

Le sac herniaire, lié et excisé, on reconstitue la paroi, en rappro-
chant l'aponévrose du pectiné du ligament de Poupart avec des
crins de Florence. Les plans antérieurs sont également suturés
au crin.

Les suites opératoires furent excellentes. On enleva les fils au
dixième jour et la malade sortit le 17 avril absolument guérie.

L'appendice, en amont de son point étranglé, ne présentait pas
de lésions manifestes bien qu'il y eut « cavité close ».

**Hernie de l'appendice vermiforme avec épiplocèle étranglée. —
Résection de l'appendice. — Guérison.**

(Sauvage). — *Thèse de Paris*, 1894.

Il s'agit d'une femme de 70 ans, porteuse d'une hernie crurale
datant de longtemps et irréductible depuis cinq jours. On note de
la constipation, de violentes douleurs abdominales, mais pas d'occlusion vraie ; la malade rend des gaz en assez grande quantité et
n'a pas de vomissements. Le ventre est ballonné, et il existe du
hoquet depuis deux jours. On obtient une selle sous l'influence
d'un lavement.

A l'examen on constate que la tumeur est tendue, douloureuse à
la pression et du volume d'un œuf avec corde épiploïque également douloureuse au-dessus de l'arcade (1er décembre). M. Walther pense se trouver en présence d'une épiplocèle crurale enflammée avec péritonite herniaire.

Le lendemain, ce chirurgien se décide à intervenir. Après avoir
pratiqué une injection de solution de cocaïne au 100e, il fait une
incision verticale couche par couche de la tumeur et arrive jusqu'au sac qu'il trouve recouvert de plusieurs couches cellulo-grais-
seuses.

L'ouverture du sac laisse échapper un peu de liquide louche,
sanguinolent, et au centre du sac, M. Walther trouve une masse
d'épiploon violacée, noirâtre, présentant des adhérences récentes,
à la paroi du sac qui est rouge, dépoli en pleine péritonite. Après

ligature et résection de l'épiploon au-dessus du point étranglé, apparaît un organe sortant par la partie interne de l'anneau allongé, rouge violacé, à surface séreuse dépolie. Cet organe, libre de toute adhérence au sac, est formé de deux cylindres accolés représentant une petite anse intestinale complète. Le cylindre interne est nettement cylindrique et fluctuant ; le cylindre externe est épais, dur et aplati. En tirant doucement sur cet organe et en le dégageant au-dessus du point étranglé on reconnaît que le cylindre interne n'est autre chose que l'appendice vermiculaire, et que le cylindre externe qui lui est intimement adhérent sur toute sa longueur est constitué par de la graisse contenue dans un repli péritonéal qui est le vestige d'un méso-appendice.

Pour éviter la réduction complète, à cause de la péritonite herniaire très intense, M. Walther fait une ligature et résèque l'organe au-dessus du point étranglé ; il le fixe ensuite au niveau de l'anneau crural. La cavité est laissée largement ouverte et tamponnée de gaze iodoformée. Deux points de suture sont seulement placés aux deux extrémités de la plaie cutanée. Tous les phénomènes douloureux disparaissent, la poche se comble rapidement et le 26 décembre, soit 25 jours après, la cicatrisation est complète.

Appendicite herniaire inguinale droite

Observation de M. le Dr Gosset. In thèse Honoré. Paris 1903.

A. S..., âgé de 60 ans, de nationalité russe, profession de commerçant, entre dans le service de M. le Pr Terrier le 11 mai 1903. Cet homme paraît robuste malgré un léger degré de sclérose de ses artères et un peu d'éthylisme dont le malade fait d'ailleurs lui-même les aveux.

Dans ses antécédents héréditaires rien de pathologique ; son père est mort à un âge très avancé et sa mère actuellement a dépassé la centaine.

Comme antécédents personnels, des hémorroïdes opérées à Varsovie, il y a huit ans déjà. Rien autre jusqu'en 1900.

Il y a trois ans cet homme jusque-là de santé parfaite ressentit pour la première fois une douleur dans la fosse iliaque droite. Cette douleur survenait par crises, mais ne disparaissait pas complètement. Le malade nous raconte que pendant ces crises il était obligé de s'asseoir et de s'aliter même. Interrogé sur l'endroit exact ou siégeait le maximum de la douleur, A. S... nous fait remarquer que ce point est assez précis et du doigt nous montre une région correspondant à peu près au milieu d'une ligne qui réunirait l'épine iliaque antéro-supérieure à l'ombilic. De là cette douleur, au moment des crises s'irradiait dans tout l'abdomen, mais principalement dans la région lombaire droite.Pas de nausées, température normale.

Malgré la grande difficulté que nous avons eu dans l'interrogatoire de ce malade qui ne parle et ne comprend pas le français, nous avons supposé qu'il s'agissait là de poussées d'appendicite, de légères coliques appendiculaires, beaucoup de symptômes en faveur de coliques néphrétiques ou de coliques hépatiques étant absents.Néanmoins, c'est là une hypothèse que nous formons sous toute réserve.

En 1901, le malade, à la suite de circonstances qu'il n'a pas pu nous préciser fait une hernie inguinale droite. Cette hernie rentrait très bien.trop bien peut-être,puisqu'un médecin que consulta A. S... à ce moment ne put parvenir à reconnaître la hernie. Le malade nous fait remarquer néanmoins que la douleur dans la fosse iliaque persistait toujours.

En 1902 le médecin de la famille est consulté par A. S... et reconnaît que cet homme est porteur d'une hernie inguinale droite réductible. Le praticien conseille une opération, faisant entrevoir au malade les dangers d'une hernie qui n'était pas maintenue. A. S... ne tient pas compte des conseils de son médecin et les choses en restent là jusqu'au 6 mars 1903.

Le malade légèrement enclin à la coprostase par suite de la profession sédentaire qu'il exerce est totalement constipé depuis quelques jours et ne va à la garde-robe que grâce à une cuillerée d'huile de ricin qu'il prend chaque matin. De plus le 7 mars sa hernie qui était toujours rentrée facilement devient douloureuse et irréductible.

Le 9 mars l'état général du malade n'est pas très satisfaisant; il sent un malaise vague, il a le facies légèrement grippé le teint jaunâtre. La température est normale.

Cet état persiste jusqu'au 10 mars. En présence de cette hernie douloureuse et irréductible, de cette constipation, quoique non absolue, puisque le malade va encore à la selle au moyen de purgatifs, le médecin traitant envoie son client à l'hôpital de la Pitié.

A. S... entre dans le service de M. le Professeur Terrier le 11 mars à 10 heures du matin : on l'examine et on fait les constatations suivantes :

A la palpation, on sent dans la région inguinale droite, une tumeur distincte du testicule qui se continue profondément dans le canal inguinal par un pédicule du volume du pouce. Ce pédicule est dur et douloureux. La tumeur ne rentre pas.

A la percussion on note de la matité : mais en percutant on provoque une douleur assez vive sur toute l'étendue du sac.

L'état général n'est pas très mauvais, la température est mormale, le pouls est à 104.

On porte le diagnostic de hernie épiploïque droite irréductible et on décide une intervention immédiate.

Le malade est opéré par M. le Dr Gosset.

On fait une incision pour une cure radicale de hernie inguinale droite ; on arrive sur le sac et on l'ouvre. Immédiatement, du gros intestin apparaît comme contenu dans son intérieur. En y portant le doigt, on reconnaît d'une part le cœcum qui paraît gros et allongé et au-dessous une masse très indurée du volume d'un petit œuf de poule. Il s'échappe du sac environ une centaine de grammes d'un liquide citrin.

On énuclée au dehors le cœcum qui ne porte aucune trace d'étranglement et la masse indurée qu'on reconnaît être une appendicite plastique à première vue ; il ne paraît pas aussi y avoir de pus ni d'abcès collectés à son intérieur.

On résèque l'appendice. Deux fils sont nécessaires pour faire la ligature du méso qui est très induré et œdématié. On fait une collerette séro-musculeuse, une ligature sur le tube muqueux. Puis enfouissement du moignon appendiculaire et du méso.

On fait la résection partielle et la suture du sac. On le réduit dans le ventre et on laisse un orifice destiné à recevoir un drain qui atteint la fosse iliaque.

Dans la matinée le malade vomit. On lui fait une injection de deux litres de sérum artificiel. Le soir, nouvelle injection de 1.000 grammes de sérum et 4 injections dont deux d'éther et deux de caféïne. Le malade urine seul. Température 37°2. Pouls 88.

13 mars. — Le malade a rendu des gaz et a eu deux selles. Injection de 2.000 gr. de sérum, deux injections d'éther et de caféïne le matin. Deux injections de caféïne le soir. T. 38·2. Pouls 108.

14 mars. – Selle et gaz. 500 grammes de sérum. Du 15 au 19 mars la température oscille autour de 37°, l'état général est bon.

19 mars. — Ablation des fils profonds. T. 37°.

20 mars. — Le malade jusque là à la diète lactée commence à s'alimenter.

21 mars. — Ablation des fils superficiels. T. 36°6.

23 mars. — On enlève le drain.

On fait des pansements jusqu'au 8 avril et le malade quitte l'hôpital ce jour-là complètement remis. On fait seulement porter une

ceinture abdominale avec pelote rectangulaire destinée à protéger
la cicatrice .

Nous avons revu notre malade le 9 mai. La santé est parfaite.

**Hernie inguinale droite de l'appendice seul. Appendicite. Opération
Guérison.**

Communication de M. Thiéry à la Soc. Anatomique, juillet 1892.

Z.., sujet russe, propriétaire de restaurant, âgé de 58 ans. entre
à l'Hôtel-Dieu, service de M. le Professeur Verneuil, le 17 avril
1892.

Rien à relever dans ses antécédents héréditaires ou personnels.

Il y a 8 mois il remarque dans la région inguinale droite l'apparition d'une petite tumeur dure qu'il prend d'abord pour un ganglion. Elle est indolente, réductible, dit-il, à ce moment. On lui
conseille le port d'un bandage.

Il y a trois jours il est réveillé brusquement la nuit et se lève
en toute hâte sans prendre la précaution d'appliquer son bandage.
Immédiatement douleur poignante dans toute la région inguinale,
apparue au moment où il sautait du lit ; la tumeur de l'aine devint
douloureuse ; une compression énergique fait disparaître la tumeur, mais au moment où le malade va à la selle elle apparaît
de nouveau et reste cette fois irréductible. Un médecin appelé
prescrit des bains, tente un léger taxis. Les vomissements, les
nausées surviennent et après avoir appelé un chirurgien en consultation, on décide d'envoyer le malade à l'hôpital où je le vois
aussitôt.

Pas d'algidité, assez bon état général, mais éructations fréquentes ; cependant il a été à la selle encore hier, dit-il, et peu avant
d'entrer à l'hôpital il a rendu des gaz.

Dans l'aine droite tumeur du volume du poing, dure, tendue,
douloureuse, chaude et enflammée ; c'est une des plus volumineuses
hernies étranglées que j'aie vues dans cette région. La question du
quid agendum se présentait et ne laissait pas d'être quelque peu
délicate en présence de ces signes d'obstruction subaiguë avec persistance du cours des matières. D'autre part, quel pouvait être le
contenu d'une hernie aussi volumineuse, si ce n'était l'intestin et
comment expliquer la persistance de l'évacuation des selles et des
gaz puisque nous ajoutons peu de foi à l'évacuation du bout inférieur, toujours possible mais fort rare en clinique. Et d'ailleurs
n'y avait-il pas à craindre les dangers d'une expectation en présence d'une hernie, quelle qu'elle fut, étranglée déjà depuis 3 jours.

Aussi, éclairé déjà par quelque expérience antérieure de ces étranglements à symptomatologie incomplète je n'hésitai pas à opérer la volumineuse tumeur.

Tout d'abord mon étonnement est grand, je m'attendais à trouver un sac volumineux avec péritonite herniaire, adhérences, etc... Je rencontre des couches infiltrées, brunâtres, puis grisâtres et stratifiées que je décortique à la manière d'une hématocèle : je procède couche par couche ; je résèque ainsi cinq ou six plis de tissus infiltrés, friables comme fibrineux ; le volume de la tumeur se réduit considérablement et au dernier moment je me demande ce qu'il restera pour constituer le sac, lorsque la sonde cannelée perforant un dernier plan sphacélé fait sourdre un liquide odorant, évidemment fécal, formé de sérosité péritonéale mélangée de matières et de gaz ; j'agrandis alors l'incision qui me mène dans le sac infecté, au milieu duquel je reconnais un faisceau filamenteux, sphacélé, putride, que je cherche à fixer par une pince, songeant alors à la présence possible de l'appendice cœcal. Avant d'aller plus loin je fais une antisepsie très soignée du sac, à l'acide phénique puis au chlorure de zinc, je taille et je résèque tout ce que je peux des tuniques infiltrées du scrotum en ménageant le canal déférent et j'incise du même coup le fourreau péritonéal allongé mais non spacieux qui entourait l'appendice.

Portant alors mon doigt vers le collet de la hernie, je constate qu'il y a étranglement à l'anneau : je débride et M. Vassilieff qui m'assiste, exerçant alors une traction sur le cordon filamenteux incarcéré, attire de l'abdomen et développe un long appendice cœcal ; au moment où le cœcum est attiré on cesse la traction ; j'applique un fil de soie à la base de l'appendice, très près du cœcum (trop près du cœcum ainsi que je le remarquais depuis) et je fis la résection de l'appendice en totalité. Celui-ci mesurait près de 20 c : il était sain dans ses 2/3 supérieurs, nettement étranglé par l'orifice inguinal à l'union du 1/3 inférieur et du 1/3 moyen, sphacélé au-dessous de l'étranglement et perforé à son extrémité, comme j'ai pu m'en assurer sur la pièce que je présente.

L'appendice réséqué, comment devais-je traiter son pédicule ? J'ai dit que j'avais placé la ligature trop près du cœcum ; à la rigueur, j'aurais pu réséquer l'appendice cœcal dans sa continuité, puisque mon aide avait attiré de l'abdomen les 2/3 supérieurs absolument sains ; peu importe d'ailleurs ; mais devais-je le réintégrer dans l'abdomen ou le fixer à la plaie scrotale dans la crainte d'une fistule stercorale ? Ce dernier parti pouvait paraître le plus sage ; cependant, désireux d'obtenir la cure « idéale », sûr de l'antisepsie du moignon de résection, je réintégrai dans l'abdomen après avoir assuré une simple ligature à la soie et sans cautérisation au thermo du moignon de l'appendice.

La plaie scrotale fut réunie par des sutures profondes au fil de florence dont quelques-unes fixèrent des débris cellulaires à l'orifice inguinal, mais en prévision d'une antisepsie incomplète je laissai un drain dans la plaie.

Pansement sec iodoformé.Les jours suivants,le malade va bien : alimentation liquide ; toute douleur disparait, régularisation des fonctions gastro-intestinales ; le malade s'alimente exclusivement avec du thé ; il en prenait dans son pays jusqu'à 30 à 40 tasses par jour. Cinq jours après, sa température monte un peu, je lève alors le pansement ; il est complètement souillé d'un pus grisâtre, très abondant, que je prends au premier abord pour du liquide intestinal ; cependant il n'a pas d'odeur ; je supprime alors les points de suture sur toute l'étendue de la plaie cutanée dont je fais l'abstersion complète : j'y trouve de nombreux lambeaux de tissu cellulaire sphacélé encore adhérent, mais je ne puis déterminer s'il y a ou non communication intestinale ; c'est alors que je regrette d'avoir pratiqué l'excision de l'appendice aussi près de l'ampoule cœcale.

Deux jours après, le pansement est fait de nouveau ; aucune suppuration spéciale ; la plaie est dans des conditions parfaites de réunion par seconde intention. Quelques lambeaux de tissus cellulaires s'éliminent encore, mais la plaie est belle et granuleuse et il est certain qu'il n'y a pas eu fistule stercorale : l'antisepsie de la plaie stercorale, presque impossible dans ces tissus phlegmoneux et infiltrés avait été incomplète. Dès lors, l'observation peut être close : la plaie granula rapidement sous l'influence du Vigo dont je me sers toujours, pour provoquer l'épidermisation des plaies et 20 à 25 jours après l'opération le malade quittait le service en état général et local parfaits.

Hernie crurale étranglée contenant l'appendice.

(J. H. Barbat). — Journal of American medical association
(1904).

Mme C..., âgée de 69 ans, bien portante jusqu'alors à part une douleur dorsale plus intense lorsqu'elle était assise que l'orsqu'elle était debout ou qu'elle se promenait. A aucun moment elle n'observa de troubles au niveau de l'aine. Elle se leva un matin, se sentant parfaitement bien et prépara le déjeuner. Pendant le repas, elle fut prise de crampes et d'une douleur au bas ventre présentant le maximum d'intensité à droite. Elle se coucha immédiatement et découvrit une petite tumeur au niveau de l'aine droite. Elle appela l'attention de son mari sur ce fait, et lui qui avait une hernie pensa que sa femme se trouvait dans le même état et essaya de réduire la masse par le taxis, mais sans succès. On fit au niveau de la tumeur des applications chaudes.

Je vis la malade à 7 heures du soir, juste 12 heures après l'attaque, et la trouvai souffrant d'une *douleur intense, spasmodique*, au niveau de l'aine droite, douleur *s'irradiant vers l'abdomen et vers le dos*. La douleur était plus intense au niveau du dos qu'aux autres points. Je note cette particularité, parce que je pense que la douleur dorsale que la malade avait auparavant, était due au tiraillement du méso-appendice pendant la formation de la hernie, qui, je le pense, existait quelque temps avant sa découverte ; mais qui n'avait jamais été apparente, à cause de la couche épaisse de graisse qui la masquait. La malade vomit légèrement une fois après le début de l'attaque. La température était de 38°3 et le pouls de 100.

A l'examen on découvrit une petite masse ayant de 1 pouce à un pouce 1/2 de diamètre située juste au-dessous du ligament de Poupart et directement sur l'embouchure de la saphène. Cette tumeur était dure et douloureuse. Je fis le diagnostic de hernie crurale étranglée et fis transporter la malade à l'hôpital en vue de l'opération.

Quand le sac fut ouvert, il s'écoula quelques gouttes d'un liquide inodore, séro-sanguinolent. Alors on s'aperçut que le contenu du sac se composait de l'appendice replié sur lui-même et étranglé au niveau de l'anneau externe. L'extrémité de l'appendice était au-dessus de l'étranglement et il fallut sectionner l'anneau d'un bout à l'autre pour libérer. Alors tout l'appendice sortit facilement.

Un fait intéressant se présenta alors : on vit que le sommet de l'appendice était sphacélé presque totalement, tandis que le reste était seulement congestionné, c'est ce qui prouvait que la double constriction avait produit un étranglement plus précoce auprès du sommet qu'auprès de la base. En tirant doucement sur l'appendice, on attira le cœcum au dehors. L'appendice, traité comme à l'ordinaire, on enfouit le moignon suivant le procédé de Dawbarn. L'orifice crural fut fermé en suturant au catgut le fascia pectinéal à la base profonde du ligament de Poupart et la plaie cutanée fut suturée.

Hernie crurale étranglée contenant l'appendice.

(J. H. Barbat). Journal of american medical association, 1900.

Mme D..., âgée de 66 ans fut en bonne santé durant plusieurs années, à l'exception d'une tumeur dans l'aine droite qu'elle avait remarquée il ya neuf ans, mais qui ne lui occasionnait aucun trouble particulier. Cependant par moments, elle était douloureuse à la pression. La gêne ne fut jamais assez grande pour nécessiter l'intervention d'un médecin jusqu'à cette dernière attaque. La malade fut d'abord vue par le Dr William Sullivan à qui elle raconta qu'elle ressentait une douleur depuis trois jours au niveau de la tumeur qu'elle avait à l'aine. Elle n'avait pas eu de vomissements ni de hoquets : le pouls était à 85, la température à 37°0).

Je vis la malade le lendemain en consultation et découvris une tumeur inflammatoire de deux pouces de diamètre, très sensible au toucher, située directement au-dessus de l'embouchure de la saphène droite.

Je fis le diagnostic d'adénite inguinale suppurée ou d'épiplocèle crurale étranglée. La malade fut transportée à l'hôpital et opérée immédiatement. Quand le sac fut ouvert, il s'écoula au dehors une once environ de liquide séro-sanguinolent d'odeur désagréable. Le contenu du sac consistait en l'appendice qui était gros, enflammé et présentait une large perforation auprès du sommet, une scybale contenue dans un petit abcès circonscrit, et le méso-appendice qui était hypertrophié en raison de son long séjour au dehors de la cavité abdominale. Toute la masse était séparée du sac à la paroi duquel elle était fortement adhérente, au niveau de l'anneau ; à ce niveau, les adhérences étaient si fortes qu'il n'était pas prudent d'essayer de le libérer, de sorte que l'appendice et son mésentère furent liés en masse et sectionnés : le moignon f cautérisé ; on laissa un drain dans la plaie ; celle-ci guérit rapidement et la malade s'en retourne au bout de trois semaines.

Hernie crurale de l'appendice étranglé.

(Quenu). — Société de Chirurgie, 15 *juillet* 1903.

J'ai été appelé en consultation le 4 avril, par mon ami et ancien interne le Dr Baudet, auprès d'une femme de quarante-deux ans, atteinte depuis le 26 mars, c'est-à-dire depuis neuf jours, d'une hernie crurale droite irréductible.

Les accidents commencèrent par une douleur brusque au pli de l'aine et l'apparition d'une tuméfaction qui se développa les jours suivants, mais sans provoquer de vomissements et sans interrompre ni la fonction intestinale, ni la circulation des gaz.

Le 4 avril, nous constatâmes l'existence, sous l'arcade crurale, d'une petite tumeur, ayant le volume d'un œuf de poule, mate, arrondie, bosselée, fluctuante, irréductible. Le ventre était légèrement tendu, sensible dans la fosse iliaque droite, surtout au-dessus de l'arcade.

Nous diagnostiquâmes une hernie épiploïque étranglée sans entérocèle, et fûmes d'avis, néanmoins, d'intervenir de suite. M. Baudet fit l'opération et je lui servis d'assistant. Le sac ouvert, et du liquide citrin s'étant écoulé, nous trouvâmes l'appendice dans la hernie, rouge, congestionné, épaissi et étranglé vers sa partie moyenne. Pas de trace d'épiploon. Après débridement, nous attirons le cœcum dans la plaie, constatons l'existence d'un sillon à la surface externe de l'appendice. L'appendice est réséqué à sa base et le moignon cautérisé, enfoui dans un pli cœcal. Cure radicale de la hernie. Suture de l'arcade à l'aponévrose du pectiné. Suites opératoires normales. Lever au 21e jour.

La malade qui se plaignait de douleurs gastriques dans une période de six mois qui a précédé l'opération, n'en a plus depuis.

Hernie inguinale droite constituée par l'appendice et compliquée d'appendicite.

(In th. du D^rBariety, 1895).

Le nommé J. B..., journalier, âgé de 63 ans, entre à l'hôpital Saint-Germain, salle Armagis, le 26 avril 1894, dans le service du Dr Levêque.

Père mort à 72 ans.

Mère morte à 42 ans d'une maladie utérine.

Il a eu 5 frères qui jouissent tous d'une excellente santé.

Antécédents personnels. — A l'âge de 35 ans, il a fait une chute de voiture, est tombé sur le côté gauche, s'est fracturé 2 côtes.

A l'âge de 30 ans, il s'est aperçu qu'il était atteint d'une hernie inguinale gauche qui était facilement réductible. Ce n'est que 2 ans avant son entrée à l'hôpital qu'il s'est aperçu qu'il avait une hernie inguinale droite. Facilement réductible, il la maintenait complètement au moyen d'un bandage.

Neuf jours avant son entrée à l'hôpital, il oublia son bandage.

Le matin, à la suite de l'effort qu'il fit pour soulever un gros poids, il sentit une vive douleur et constata que sa hernie droite

était sortie, beaucoup plus volumineuse. Il ne put la réduire. Se
sentant indisposé, il fut obligé les jours suivants de garder le lit.
Il essayait de temps en temps de réduire la hernie dont il souffrait
mais il ne put jamais y arriver. Le septième jour il fit appeler son
médecin qui essaya, sans réussir, de la réduire.

Les cinq premiers jours de sa maladie, il eut des selles qui al-
lèrent en décroissant chaque jour.

A partir du sixième jour, il ne rendit plus que des gaz par l'anus
et cela jusqu'au moment de l'opération qui eu lieu 5 jours après.
Il urinait comme d'habitude et ne présenta jamais aucun vomissement.

Quand il entra à l'hôpital, il présentait une tumeur dure, non
fluctuante, oblongue, du volume du poing, située dans la moitié
droite du scrotum. La peau qui la recouvrait paraissait normale ;
elle n'était ni rouge, ni œdémateuse.

A la percussion, on avait un son mat. Si on essayait de la réduire, elle paraissait diminuer de volume et on entendait un
gargouillement semblable à celui que produit l'intestin qui est
refoulé dans la cavité abdominale. Le malade urinait bien, ne vo-
missait pas et rendait des gaz par l'anus. Le ventre n'était ni douloureux ni ballonné. Néanmoins, son facies était grippé, ses extrémités se refroidissaient et il accusait une vive douleur au niveau
de sa tumeur. La température axillaire s'élevait à 37°6. L'opération fut décidée pour le lendemain.

Opération. — La peau et les enveloppes incisées, on rencontra
un tissu scléreux, blanchâtre, dur, qui entourait complètement la
tumeur. Cette poche fut ouverte, elle mesurait une épaisseur de
3 millimètres environ, et ressemblait, à s'y méprendre, à une
épaisse coque d'hématocèle. Elle n'était autre chose cependant,
comme on le verra plus tard, que la séreuse épaissie d'un sac herniaire. Il en sortit un pus d'une odeur fécaloïde bien caractérisée.
Au milieu de ce pus, on trouva une dent, qu'un médecin vétéri-
naire reconnut être une dent de chat.

Le malade, en effet, nous confia que peu de jours auparavant il
avait mangé du lapin. Après avoir évacué le pus, on reconnut
l'appendice, fortement hypertrophié ; et à sa pointe, on découvrit
une large perforation à bords déchiquetés, qui avait livré passage
au corps étranger. On décortiqua la poche et on l'enleva.

On jeta une ligature à la soie sur l'appendice, tout près du cœcum et on le réséqua. Avec le doigt, on rompit les adhérences qui
reliaient l'appendice à l'anneau inguinal, en ayant soin de ne pas
prolonger ce décollement jusque dans la cavité péritonéale.

Ces adhérences qui fixaient l'extrémité inférieure du cœcum au collet du sac herniaire ne furent détruites qu'en partie. Une cloison de néo·membranes intra-abdominales séparait encore ces organes de la grande cavité péritonéale.

Après une toilette aussi minutieuse que possible des diverses parties, on sutura la peau aux crins de Florence, on mit un drain et on appliqua un pansement à l'iodoforme. Les selles reparurent lelendemain, l'appétit revint et l'état général s'améliora rapidement.

Le malade guérit complètement, sans avoir jamais eu de fièvre, mais après avoir conservé pendant deux mois une fistule, par où s'écoulait un liquide séro-purulent.

Revu le 24 octobre, le malade jouit d'une bonne santé.

II.— FORME PHLEGMONEUSE.

ABCÈS. — FISTULE.

L'appendicite herniaire affecte assez volontiers cette forme ; pour Berger elle correspondrait aux faits dans lesquels l'appendice est seul contenu dans la hernie.

L'inflammation ne reste pas cantonnée au sac, mais gagne les tissus superficiels ; suivant son intensité, elle affecte les allures de l'abcès ou du phlegmon.

La région crurale ou inguinale devient le siège de douleurs violentes, lancinantes, exaspérées par la pression, les difféents contacts, et perd sa souplesse habituelle. Non seulement, on y perçoit une tension considérable, mais cette dernière s'acrcompagne d'une sensation d'empâtement diffus. La peau devient rouge, chaude, douloureuse.

Tantôt l'inflammation se localise; en un point, la région devient plus saillante laisse percevoir une fluctuation profonde ; la peau rouge violacée s'amincit, s'ulcère et laisse échapper une certaine quantité de pus fétide, mélangé ou non de gaz, de concrétions stercorales, en même temps que se produit une détente marquée dans les phénomènes locaux.

L'état général est peu inquiétant. Quelquefois il y a un peu de malaise de la courbature, quelques troubles digestifs, un peu de fièvre ; le pouls est légèrement accéléré. C'est la VARIÉTÉ SUPPURATIVE.

Tantôt l'inflammation est diffuse ; rougeur et gonflement n'ont pas de limites distinctes ; on peut constater des phlyctènes.

A la région inguinale, la tuméfaction envahit tout le scrotum, forme une masse de volume énorme, et masque la recherche du testicule et du cordon. La palpation devient extrêmement douloureuse, le malade éprouve une sensation de brûlure excessive dans toute la région. Mauvais état général ; la température monte à 39°, 39°5. Le malade est abattu, agité, en proie à une faiblesse extrême, à l'insomnie ; la soif est vive, la langue saburrale ; nausées, quelquefois vomissements bilieux, souvent constipation, rarement diarrhée. Bientôt la peau se sphacèle en plusieurs endroits, et laisse sourdre une certaine quantité de pus d'odeur fétide, stercorale, mêlé à des débris de tissu cellulaire gangrené. Le sphacèle s'étend plus ou moins, et peut être très marqué au niveau du scrotum. De vastes décollements se produisent ; la région constitue un clapier au milieu duquel il est souvent impossible de reconnaître l'appendice. Cette VARIÉTÉ PHLEGMONEUSE est heureusement moins fréquente que la précédente, mais on constate tous les intermédiaires entre les deux.

La nommée M..., âgée de 60 ans, porte depuis 7 ans une hernie inguinale droite. Celle-ci grossit tout à coup, devient le siège d'une sensibilité très vive et le point de départ de coliques violentes. Pendant les 5 jours qui suivent, la tumeur, de plus en plus volumineuse et douloureuse, décide la malade à venir à l'hôpital. Volume d'une mandarine : peau tendue, lisse, chaude, d'un rouge violacé. Dure, œdémateuse au pourtour, la consistance est nettement fluctuante au centre ; en ce point la percussion dénote une sonorité très superficielle. La faiblesse de la malade est grande ; elle paraît très abattue, la voix est cassée, le facies grippé, le pouls petit, rapide. Il s'agit d'un abcès stercoral. Par l'incision s'échappe un flot de liquide noirâtre d'odeur fécaloïde, mélangé de pus. (Thèse Rivet).

Un homme de 48 ans, porte depuis une année une petite tumeur crurale *gauche*, qui devient tout à coup irréductible et est le siège de douleurs de plus en plus vives. Au dessous du ligament de Poupart, on constate une tuméfaction de l'étendue de la paume de la main, avec rougeur intense et œdème des téguments. Pas le moindre trouble digestif; état général bon. Par l'incision, s'écoule une grande quantité de pus d'odeur infecte. (Romm, Deutsche' Zeitung für Chir., XLI).

Les observations de Gangolphe, Walther et Raffray, Morestin, Routier sont typiques et méritent d'être intégralement reproduites.

Hernie inguino-scrotale droite compliquée d'appendicite. Cure radicale. Résection de l'appendice. Guérison.

(Gangolphe, *Lyon Médical*, 1892).

F. J.., 46 ans, journalier, entre le 12 avril 1891. Salle Saint-Pothin.

Pas d'antécédents personnels ni héréditaires.

Volumineuse hernie inguino-scrotale droite datant d'une quinzaine d'années environ. Assez facilement réductible au début, elle était devenue irréductible depuis quelques années. Le malade raconte du reste, qu'il a porté très irrégulièrement un bandage et même que depuis trois ans il ne s'est pas préoccupé de maintenir sa hernie.

Il n'en souffrait plus et n'éprouvait aucun trouble digestif. Il y a douze jours environ, sans cause appréciable, il vit brusquement la hernie augmenter de volume et surtout devenir douloureuse dans l'espace de quelques heures. Il continua néanmoins de travailler, mais avec peine et fut bientôt obligé de garder le lit à cause des douleurs qui devenaient de plus en plus vives ; il se décida alors à entrer à l'hôpital.

A son entrée, on constate une volumineuse hernie scrotale droite du volume d'une tête d'enfant, le scrotum est rouge, chaud, très sensible à la pression à sa partie inféro-interne. A l'extrémité de la hernie on reconnaît le testicule, l'épididyme et la tunique vaginale qui sont sains.

Malgré la sensibilité de la région, on peut constater la présence de la sonorité en certains points et ailleurs des masses dures. Le collet paraît large et peu douloureux.

A part cela, conservation presque parfaite des fonctions diges-
tives ; l'appétit est assez bien conservé, les selles peu régulières
n'ont jamais fait défaut, pas plus que les gaz. Aucun vomissement.
Le ventre n'est ni douloureux ni ballonné. La température est
normale.

On met en dehors de toute discussion l'idée d'un étranglement
comme cela arrive quelquefois dans les grosses hernies adhérentes
et l'on admet une inflammation de la hernie produite peut-être par
une petite perforation intestinale.

Il n'était guère douteux en effet de voir suppurer le foyer, tant
les symptômes étaient localisés et peu accentués. Le repos absolu
au lit, la demi-diète, l'emploi de vessies de glace furent les seuls
moyens de traitement mis en usage; les jours suivants, même état
qu'à l'entrée.

Le 12 avril. — Incision large d'un abcès scrotal contenant un
bon verre de pus très fétide, mais ni gaz, ni corps étrangers. ni
matières fécales. En raison de l'odeur nous soupçonnâmes bien le
point de départ de la suppuration, mais notre attente fut déçue car
nous croyions retrouver dans le pus le corps du délit La suppuration tarit rapidement et le foyer drainé et pansé fut complètement guéri vers le 10 septembre.

A partir de ce moment, la tuméfaction, qui avait beaucoup
diminué, s'amenda peu à peu ; le repos au lit, le régime laxatif,
l'application de compresses froides réduisirent la hernie au volume
de deux poings.

Elle était complètement indolore et paraissait formée d'une
masse épiploïque et d'anses intestinales difficiles à contenir par un
bandage.

Nous nous décidâmes alors à tenter la cure radicale. Le 29 octobre, le malade est anesthésié et après désinfection soigneuse, l'opération est faite dans les conditions suivantes :

Incision de 8 à 10 cent. suivant le grand axe de la tumeur, com-
prenant la peau et les tissus sous-cutanés jusqu'au sac exclusivement.

Celui-ci est ouvert dans un point libre de toute adhérence, et
l'on découvre alors une masse épiploïque volumineuse qui paraît
adhérer à la surface interne du sac. On parvient à dégager néanmoins l'épiploon avec l'aide du bistouri.

Ceci fait, nous reconnaissons qu'il existe dans l'intérieur même
de l'épiploon, une sorte de sac contenant de l'intestin grêle dont la
réduction est facile et totale.

L'opération nous paraissait terminée ; il restait seulement à achever de détruire les adhérences épiploïques avec la partie externe du sac ancien, lieu d'ouverture de l'abcès, à extirper l'épiploon et sac après désinfection de ce dernier.

En cherchant à distinguer le cordon et à l'isoler, nous arrivâmes jusqu'à la queue de l'épididyme et a notre grand étonnement, il y avait là en apparence dans l'épaisseur même du sac, comme un second cordon de la grosseur d'un porte-plume adhérent à l'épididyme et aussi à la cicatrisation de l'abcès. Après un moment d'hésitation il nous vint à l'esprit que ce pouvait être l'appendice vermiforme.

Après l'avoir isolé à la sonde cannelée, une très petite incision longitudinale fut faite et confirma notre hypothèse en nous montrant la cavité muqueuse centrale.

Une ligature à la soie très serrée fut jetée au-dessus de l'incision complètement obstruée du reste par une pince hémostatique ; puis appendice et pince furent entourés de gaze pour éviter l'infection. Nous nous préoccupâmes alors de la recherche et de la libération du cœcum.

Ce dernier temps nous donna quelque peine à cause des adhérences de l'intestin perdu au milieu de l'épiploon. Peu à peu les adhérences furent complètement détruites jusqu'au niveau du collet et avec le doigt ; plus haut encore restaient à traiter l'épiploon, l'appendice vermiforme, le gros intestin et le sac. Quatre ligatures en chaîne furent jetées sur l'épiploon, celui-ci fut réséqué, il pesait 5 à 600 grammes. L'appendice fut fortement lié à sa base avec de la soie et sectionné au thermocautère ; la surface cruentée fut cautérisée très soigneusement ; sa sécheresse et la réduction de son volume ne nous parurent pas mériter que nous lui fissions un capuchon séreux. Le gros intestin fut alors réduit et maintenu pendant la dissection et la résection du sac, dont il fallut cependant abandonner çà et là quelques points très adhérents au scrotum. Le collet très large fut fermé à la fois par plusieurs ligatures au catgut et aussi par les sutures étagées.

On sutura la plaie superficielle avec des fils métalliques, sauf en un point occupé par une longue mèche de gaze iodoformée.

Les suites opératoires furent simples et la réunion immédiatement obtenue.

Aujourd'hui, deux mois après l'opération, on peut constater l'absence de toute récidive, cependant nous avons conseillé au malade de porter un bandage encore pendant plusieurs années.

Hernie inguinale droite de l'appendice iléo cœcal compliquée d'appendicite. Résection de l'appendice. Castration. Mort.

Observation de MM. Walther et Raffray, citée par Sauvage. Thèse de Paris. 1905.

H..., âgé de 69 ans, courtier, entre à l'hôpital St-Antoine, le 16 août 1893, dans le service de M. Monod, suppléé par M. le Dr Walther.

Cet homme, très robuste, ne présente aucun antécédent héréditaire ou personnel. Ne se rappelle avoir fait aucune maladie sérieuse dans son enfance. Il est porteur d'une heinie inguinale droite depuis une dizaine d'années, hernie en partie réductible et pour laquelle il n'a jamais consulté ; jamais il n'a porté de bandage. Jamais d'accidents douloureux de ce côté· Pas de constipation. Trois jours avant son entrée à l'hôpital, le malade est pris brusquement un soir de douleurs très vives au niveau du scrotum dans la partie droite. Jusque-là le malade était en excellente santé ; il est très affirmatif sur ce point et n'a jamais présenté de troubles gastriques.

Pendant les trois jours qui ont précédé son entrée à l'hôpital, le malade a éprouvé des douleurs scrotales très vives, accompagnées de quelques coliques abdominales, d'anorexie, de constipation (pas absolue néanmoins) et de fièvre. Il dut cesser tout travail et prendre le lit. Le 4e jour après le début des accidents, ne constatant aucun mieux dans son état, il se décide à se faire transporter à l'hôpital St-Antoine et est admis salle Blandin, le 16 août 1893.

Le lendemain, à la visite, il nous raconte ce qui précède et, après interrogatoire, nous procédons à l'examen de ce malade. Il s'agit, ainsi que nous l'avons noté au début, d'un vieillard assez robuste, présentant un embonpoint moyen. Facies exprimant la douleur. Langue saburrale. Abdomen modérément distendu, sonore à la percussion et sensible au niveau de la fosse iliaque droite.

L'examen des principaux viscères est négatif. Les poumons sont sains, le cœur ne présente aucun souffle ; à la base on constate un second bruit fortement claqué. Le pouls radial est assez dur. Urines normales.

Le malade attire notre attention sur la région scrotale qui est considérablement augmentée de volume, dure, luisante, rosée dans sa partie droite, très douloureuse au toucher. La palpation permet de constater l'état de tension des parties, mais il est impossible de sentir nettement le testicule et l'épididyme. On a tout à fait la sensation d'une inflammation testiculo-épididyme avec vaginalité aiguë.

Le testicule gauche est sain ; il en est de même du canal de l'urèthre qui n'est le siège d'aucun écoulement. Le malade n'a jamais eu de blennorrhagie. Temp. 38°5.

En résumé le diagnostic ferme est assez difficile à porter.

Le malade est tenu au repos, les bourses relevées ; on applique des compresses résolutives sur le point douloureux et on administre un grand lavement qui amène une évacuation satisfaisante.

Pendant 4 jours, la température ne se modifie pas et reste aux environs de 38°5.

Le malade continue à souffrir beaucoup.

Le cinquième jour, à la visite, en découvrant le malade, on note au niveau de la partie antérieure du scrotum une tache de sphacèle de la dimension d'une pièce de 2 francs. La pression à ce niveau fait sourdre une goutte de pus. On transporte immédiatement le malade à la salle d'opération et on lui administre le chloroforme. M. Walther pratique une incision couche par couche sur le scrotum du côté droit. Il s'échappe aussitôt des gaz répandant une odeur infecte. Toutes les tuniques des bourses de ce côté sont infiltrées de pus. Le cordon est difficilement isolé ; on trouve de la phlébite du cordon et un testicule sain dans une vaginale suppurée.

A la partie supérieure de l'incision, près de l'anneau inguinal, on tombe sur une masse volumineuse de tissu cellulaire et infiltré de pus. Au centre de cette masse, par dissociation, on découvre un organe allongé qui a l'aspect de l'appendice iléo-cœcal. Ce cordon aboutit à une bosselure du cœcum qui fait saillie en dehors de l'anneau. A côté du cœcum, au-dessous et en dehors, fait saillie au petit sac herniaire rempli d'épiploon. Résection après ligature de toutes les couches sphacélées : le cordon est ligaturé et l'on pratique la castration. M. Walther fait un large tamponnement iodoformé qui refoule le cœcum dans l'anneau (25 août).

4 septembre. — On constate à la visite du matin que le malade a défait son pansement pendant la nuit et a provoqué par le grattage, une hémorrhagie dans la paroi de la poche. M. Walther fait un nouveau tamponnement.

Les jours suivants, la plaie bien désinfectée, reste absolument aseptique, mais le malade est pris de congestion pulmonaire, puis de pneumonie et meurt le 10 septembre. Il a été impossible de pratiquer l'autopsie, la famille s'y étant opposée.

Obs. d'appendice dans un sac crural suppuré simulant une adénite.

Routier. — 23 *Novembre* 1904. *Soc. de chirurgie*.

La pièce que je vous présente est un sac herniaire crural sur la paroi interne duquel était fusionné l'appendice iléo-cœcal, provenant d'une femme âgée de 77 ans, que j'ai opérée d'urgence, dans mon service, le 17 novembre et qui va parfaitement.

Cette femme m'avait été envoyée comme atteinte d'adéno-phlegmon suppuré du pli de l'aine droite. Elle portait en effet dans cette région, une tuméfaction rouge, chaude, douloureuse, fluctuante, et qui présentait cette particularité d'être très mobile sur les parties profondes, ce qui avait frappé mes internes et mes assistants, si bien qu'on admettait volontiers ce diagnostic d'adénite suppurée.

En examinant plus à fond la malade, j'avais été frappé de l'existence d'une sorte de pédicule dur au-dessous de l'arcade crurale, si bien que malgré la *mobilité surprenante* de la tumeur inflammatoire, je dis hernie crurale suppurée, au grand étonnement de ceux qui m'entouraient.

Il fallait ici se contenter des signes physiques, car l'interrogatoire était nul, et la malade bien qu'ayant la possession de toutes ses facultés, ne répondait rien de précis. Elle avait dû aller à l'Hôtel-Dieu une quinzaine de jours avant, demander une ceinture : elle ne savait pas si sa grosseur existait avant, elle n'en avait jamais souffert.

C'était en revenant de l'Hôtel-Dieu qu'elle avait eu mal, et de son domicile, on nous l'avait envoyée.

J'ai ouvert la tumeur comme un abcès, il s'est écoulé du pus particulièrement fétide, de cette odeur particulière due à la présence du coli-bacille, la paroi antérieure du sac était sphacélée.

J'ai nettoyé le tout avec des compresses imbibées de chlorure de zinc au 1/10, et alors j'ai pu voir sur la paroi interne du sac un épaississement qui était fusionné avec lui.

Vers la partie inférieure j'ai donné un coup de ciseaux pour savoir ce qu'était cet épaississement, et j'ai vu que j'avais coupé un appendice iléo-cœcal.

J'ai suivi en disséquant la partie centrale de cet appendice qui m'a conduit sur le cœcum : j'ai pu l'attirer dans la plaie, sans avoir débridé l'anneau et lier l'appendice au ras du gros instestin.

J'ai traité le moignon au thermocautère comme j'en ai l'habitude, après ligature au catgut, puis j'ai mis un drain dans l'orifice crural avec deux mèches, et j'ai laissé la plaie ouverte.

Le 19 j'enlevai les mèches.

Le 20 j'enlevai le drain.

Aujourd'hui elle est en voie de cicatrisation sans avoir présenté plus de symptômes après qu'avant l'opération.

Il me paraît fort difficile d'expliquer cette suppuration avec gangrène de ce sac herniaire.

La fusion de l'appendice avec le sac me fait penser qu'à maintes reprises il a dû y avoir des poussées inflammatoires, mais rien dans l'interrogatoire de la malade ne nous permet de préciser.

Elle n'a eu non plus cette fois rien qui, de près ou de loin, ressemble à de l'appendicite, il n'y avait pas étranglement de cet organe.

L'examen macroscopique de la muqueuse ne nous a donné aucune indication.

J'ajoute en passant qu'au cours de la libération de ce sac si enflammé et qui paraissait cependant si mobile, j'ai intéressé latéralement la veine fémorale. J'ai aussitôt fait une ligature latérale au catgut, et la malade n'a jamais eu plus de 37 degrés.

Elle est en pleine voie de guérison.

A propos de cette observation, M. Routier insiste sur ce fait que dans ce sac rempli de pus, l'appendice se trouvait absolument sain, et que le malade n'avait jamais eu d'accidents d'appendicite. Mais Monsieur Rochard a fait remarquer que « cette suppuration du sac crural contenant l'appendice ne pouvait être attribuée qu'à deux mécanismes : ou une appendicite herniaire, ou un étranglement de l'appendice. Or, comme l'appendice n'était pas étranglé, il faut admettre une appendicite, d'autant que l'appendice était adhérent au sac, et cette adhérence n'avait pu se faire qu'à la suite d'une inflammation ».

OBSERVATION

Phlegmon gangréneux du scrotum par appendicite herniaire.
Fistule stercorale persistante. — Intervention. — Guérison.

Par M. Morestin (Soc. de chirurgie, 19 mars 1902).

Homme de 62 ans, entre le 21 juin à l'hôpital St-Louis. Depuis plus de 10 ans, on avait constaté chez lui l'existence d'une hernie inguinale droite, réductible, pour laquelle il portait un bandage.

Hernie sans particularité. Le malade éprouvait un réel soulage-
ment par le port de son bandage, et n'avait jamais eu d'accidents
du côté de sa hernie. Or un mois avant son entrée à l'hôpital, vers
la fin de mai, il se produit sans cause apparente un léger gonflement de la bourse droite. La région est douloureuse, mais modérément. L... met simplement de côté son bandage, dont la pression est pénible et continue son travail. Les phénomènes inflam
matoires augmentent pendant quelques jours, puis survient une
régression. Mais après une très courte accalmie, nouvelle poussée
beaucoup plus bruyante et plus 'grave. Dur à lui-même, et aussi
fort négligent, L... laisse aller les choses, et, voulant finir sa
semaine, s'occupe encore la veille de son arrivée à St-Louis. Son
état est alors des plus triste, des plus alarmants. Il a passé une
nuit mauvaise, extrêmement agitée. La T. est de 39° et le faciès
donne immédiatement cette impression désagréable qu'on éprouve
en face des grands infectés.

Le scrotum est gros comme une tête d'enfant de un à deux ans ;
dans presque toute son étendue, il est noirâtre, d'un rouge sombre
vers sa partie supérieure.

En divers points, la surface noirâtre est sillonnée de fissures et
de craquelures dont les bords offrent une teinte verdâtre ou gris
sale. Par ces solutions de continuité coule un liquide gris jaunâtre,
sorte de pus mal lié et d'odeur absolument infecte. La pression
même légère est fort douloureuse dans la partie encore rouge, et
comme il fallait s'y attendre, presque insensible dans la surface
noirâtre évidemment mortifiée. Cette exploration révèle un signe
autrement important : une crépitation fine indiquant la présence
de gaz dans toute l'étendue du scrotum. Nous nous trouvons en
somme en présence d'un phlegmon gangréneux, gazeux et diffus
des bourses.

Il était moins aisé d'en établir le point de départ. Il n'y avait
aucune difficulté de la miction, le malade n'avait jamais rien eu du
côté des voies urinaires, le périnée était parfaitement souple et
indolent, la verge n'était point tuméfiée ; il ne s'agissait donc pas
d'une infection d'origine urinaire.

Le commémoratif hernie faisait plutôt songer à un de ces ter-
ribles phlegmons consécutifs à la gangrène herniaire. Cependant il
n'y avait eu et il n'y avait encore aucun signe d'étranglement, le
malade expulsant par l'anus gaz et matières, et n'ayant pas vomi
une seule fois. Toutefois l'exploration de la région inguinale à
droite permettait de sentir une sorte d'empâtement profond ; si
vague que fut cette constatation, on arrivait néanmoins à établir

qu'il y avait une différence entre ce que donnait la palpation de ce
côté et du côté gauche. Je fus alors amené, dit M. Morestin, à faire
les trois hypothèses suivantes : pincement latéral de l'intestin,
hernie d'un diverticule de Mickel, hernie de l'appendice : l'un
quelconque de ces organes était étranglé, perforé, et avait déterminé l'infection du tissu cellulaire scrotal. Naturellement je m'ar-
rêtai plus volontiers à l'idée d'une hernie de l'appendice, en raison
même de la fréquence relative avec laquelle on trouve l'appendice dans les hernies droites. Je fis séance tenante d'énormes et
multiples incisions sur ce scrotum prodigieusement tuméfié, de
manière à établir des tranches limitées par des sections méri-
diennes. Par toutes ces brèches s'écoulèrent du pus infect, un
liquide roussâtre, et s'échappèrent des gaz qu'on voyait sourdre de
partout sous les nappes liquides. Une des incisions ouvrit la vaginale, qui se vida d'un contenu purulent et laissa voir le testicule
couvert de fausses membranes gris verdâtre. Au milieu des tissus
sphacélés je ne reconnus point l'appendice, que d'ailleurs je me
gardai bien de chercher longuement. Le patient n'avait pas été
anesthésié ; il n'éprouva, pour ainsi dire, aucune souffrance, et
nous laissa faire, indifférent à ce qui se passait.

Traitées par les pulvérisations phéniquées, les applications de
poudre de Championnière, les plaies commencèrent bientôt à se
déterger ; la mauvaise odeur diminua, une grande partie du scrotum s'élimina par lambeaux, tandis que la fièvre tombait gra-
duellement et que l'état général s'améliorait. On put enfin constater le déchet ; la moitié droite des bourses était pour ainsi dire
complètement détruite ; de ce côté le testicule restait exposé. Il
s'était couvert de bourgeons charnus et formait une saillie comparable à celle que l'on voit dans « le fongus ». Cette saillie était
presque pédiculée, enserrée au niveau de son hile par les tissus et
nouvelle formation et les débris rétractés de la bourse correspon-
dante. Au dessus et plus en dehors se voyait, au milieu d'une
plaie couverte de bourgeons charnus qui s'étendait par en bas jusqu'au testicule et se confondait avec sa surface granuleuse, un petit
mamelon d'un rouge plus vif, déprimé à son centre, et couvert d'un
mucus glaireux. On reconnaissait sans hésitation dans cette émi-
nence la muqueuse intestinale éversée avec sa surface lisse et couverte de mucus, sa coloration spéciale. Un stylet s'y enfonçait à
10 cm. de profondeur, se dirigeant en haut et en dehors, et péné-
trant dans le trajet inguinal. En surveillant cet orifice, on vit sourdre de temps à autre des matières fécales solides et étirées en vermi-
celle. Puis le malade ayant eu la diarrhée, des matières liquides

coulaient en abondance par le pertuis. Peu à peu, la muqueuse s'éversant, s'évaginant de plus en plus, le mamelon fit une saillie plus considérable et prit une forme cylindro-conique, son volume étant comparable à celui du petit doigt. Ces constatations nous confirmaient de plus en plus dans cette idée qu'un diverticule dë l'intestin avait été le point de départ des accidents. La saillie muqueuse, visible à l'extérieur, nous parut devoir être considérée comme le moignon d'un appendice, dont l'extrémité libre se serait sphacélée et éliminée. Cependant la plaie diminuait peu à peu. Vers le milieu d'août, il me sembla avoir atteint tout ce qu'on pouvait attendre du travail de réparation spontanée. Le testicule et la fistule stercorale demeuraient dans l'état que nous avons décrit plus haut ; la plaie qui les réunissait s'était rétrécie dans tous les sens et considérablement réduite. Elle n'avait plus que 5 ou 6 cm. de long. sur 3 cm. de large. C'était le moment de tenter quelque chose pour arriver à la guérison définitive.

Le 16 août, après curettage de la surface du testicule et destruction de la couche des bourgeons charnus,

1°) isolement et traction sur le mamelon qu'on reconnaît pour être une moignon d'appendice. Isolement de l'appendice et ligature sur son insertion cœcale.

2°) Dissection et extirpation du sac herniaire, suivie de la réfection de la paroi, en un mot la cure radicale de la hernie.

3°) Libération et enfouissement du testicule sous une niche formée par les tissus normaux et les tissus de cicatrisation qui viennent l'enchatonner à son pourtour. A ce niveau, drainage. et rapprochement des surfaces par des crins, sans contact immédiat.

Suites très simples, ni fièvre, ni douleurs abdominales, ni accident de suture. Sortie du malade le 30 septembre complètement guéri. Actuellement on ne soupçonnerait jamais, malgré tout ce que nous savons de la façon merveilleuse dont se réparent les pertes de substance du scrotum, on ne pourrait croire véritablement que les accidents aient été aussi graves et le sphacèle aussi étendu. Le testicule droit, un peu plus petit que son congénère, est légèrement adhérent à une cicatrice blanchâtre et lisse, occupant la partie antérieure du scrotum. Certes la bourse droite n'est pas très spacieuse, et le raphé est fortement attiré à droite de la ligne médiane mais tout cela est indolent et souple. La région inguinale est parcourue par une cicatrice linéaire, et la toux ne fait percevoir aucune impulsion.

En somme, ce malade est à l'heure actuelle parfaitement guéri.

. Ces 4 observations constituent autant de variantes de la forme phlegmoneuse ; dans celle de Routier l'inflammation est minima ; l'allure est celle d'un abcès chaud localisé ; dans celle de Morestin elle est maxima, elle revêt l'apparence du phlegmon gangréneux.

L'observation de Morestin nous permet également de voir la terminaison possible de ces appendicites herniaires, la fistulisation. Spontanément ou après incision s'échappe un liquide purulent d'odeur fétide, accompagné quelquefois de gaz ou de matières stercorales. A la suite de l'ouverture du foyer les phénomènes locaux et généraux s'amendent ; la plaie se recouvre de bourgeons charnus, mais il persiste un point, quelquefois saillant, entouré d'une zone légèrement inflammée. Ce point laisse continuellement ou par intermittences couler du muco-pus, donne quelquefois passage à des gaz, ou à de petites concrétions d'origine intestinale, surtout lorsque le malade est atteint de diarrhée. Il est rare que l'aspect intérieur de cet orifice fistuleux, permette de reconnaître la muqueuse intestinale avec sa coloration spéciale (Cas de Morestin).

C'est bien souvent à cette période seulement que le chirurgien voit pour la première fois le malade. Le cathétérisme est généralement très difficile, souvent impossible. S'il peut directement constater l'issue d'une parcelle d'origine stercorale le diagnostic sera facile, c'est une fistule intestinale, et l'origine appendiculaire devra immédiatement se présenter à son esprit. Mais souvent il lui faudra se contenter de l'affirmation du malade qui déclare qu'à un moment donné cette fistule à livré passage à des matières. Lorsqu'il sera dépourvu de tout renseignement, et que la fistule sera seulement le siège d'un suintement qui ne tarit pas, le diagnostic deviendra presque impossible ; seul l'acte opératoire montrera la vérible origine.

Dans l'observation de Guillemain, c'est l'affirmation de la malade qui a émis par sa fistule un pépin de raisin, c'est le siège herniaire de l'affection qui mettent sur la voie. Veslin a senti directement l'appendice sous la peau sous forme de cordon enflammé. Dans les cas de Michaux et de Le Bec, ce furent des découvertes au moment de l'acte opératoire.

Ces 4 observations méritent d'être citées.

Hernie inguinale contenant l'appendice enflammée. Résection Guérison.

(Le Bec. Revue de chirurgie, année 1888).

Un homme de 59 ans entre à l'hôpital Saint-Joseph. Il est porteur d'une fistule située à la partie moyenne du scrotum. Il a en outre un bandage herniaire. Le testicule paraît sain, mais le cordon est ouvert par le trajet fistuleux, et le tout forme une masse du volume du petit doigt ressemblant à une masse tuberculeuse suppurée, partie du canal déférent. La peau ouverte, je trouvai une masse allongée du volume du petit doigt, paraissant être le cordon épaissi par l'inflammation, et malheureusement il se déchira ce qui me décida à enlever le testicule. En poursuivant la dissection de la masse inflammatoire, je vis qu'elle faisait corps avec le sac et remontait jusqu'à l'anneau inguinal externe et de là pénétrait dans l'abdomen. C'était l'appendice iléo-cœcal adhérent au sac dont l'extrémité renflée était enflammée et entretenait la fistule. Je fendis le sac sur les parties latérales. L'extrémité adhérente et suppurée fut détachée, soigneusement liée et le tout fut rentré dans l'abdomen. Le malade guérit bien, il n'eut qu'un petit abcès sous la cicatrice, par suite d'un drainage imparfait. J'ai vu l'opéré au bout de 5 mois. Il portait un bandage et pouvait travailler.

Appendicite herniaire crurale chronique avec poussées aiguës simulant une adénite tuberculeuse suppurée. Opération. Guérison.

(In thèse du Dr *Osty,* Paris, 1900).

Mme X.., 48 ans. Tempérament neuro-arthritique, n'ayant jamais été malade, portait depuis la naissance de sa fille, il y a 20 ans, dit-elle, au niveau du pli inguinal droit, une hernie crurale du volume d'une petite noix, qui ne l'avait jamais gênée, lorsqu'en décembre 1898, à la suite de grandes fatigues, elle ressentit une douleur dans l'aine et voit sa hernie augmenter, devenir longue d'une dizaine de centimètres et grosse à peu près comme un œuf de poule.

La malade quoique très courageuse, ne peut marcher et se met au lit.

Les choses restent dans cet état pendant 5 à 6 jours, au bout desquels la tumeur disparaît presque subitement et avec elle la hernie vieille de 20 ans.

Presque un an après, le 26 novembre 1899, la tumeur crurale apparaît de nouveau brusquement et sans cause apparente.

Le médecin traitant ordonne le repos au lit, des grands bains, etc. Mais cette fois la tumeur ne se résout pas, les douleurs deviennent plus vives : la malade ne peut plus manger, est constipée et la fièvre s'élève à 39, 39°8. Symptômes qui avec l'état local font songer à une suppuration.

Les jours suivants, en effet, les signes de suppuration deviennent de plus en plus évidents. Bientôt la peau rougit, s'amincit et le 14 décembre, l'abcès s'ouvre spontanément à la partie supérieure et externe de la tumeur. Il s'écoule environ 1 litre de pus verdâtre, extrêmement fétide : l'écoulement continue, abondant, pendant 2 ou 3 jours.

Dès l'ouverture de l'abcès, la fièvre est tombée, bientôt l'appétit revient, le sommeil aussi, et au bout d'une huitaine de jours, la malade peut se lever.

Mais la fistule persistante laisse s'écouler un liquide séro-purulent qui va diminuant de plus en plus, sans jamais cependant se tarir.

Vers le milieu de janvier, au niveau du point inférieur et interne de la région occupée par l'abcès, il se fait une petite ouverture d'où s'échappe un pépin de raisin et qui laisse sourdre un liquide jaunâtre produisant à son passage une cuisson excessive et que le malade compare à la bile.

Depuis longtemps, son médecin proposait à la malade une intervention qu'elle refusait obstinément ne voulant pas garder le repos. Cependant, il réussit à obtenir d'elle de rester au lit. Les deux fistules, ensemble ou séparément, laissent passer des liquides.

Pendant le mois de février, il se fait une ou deux poussées inflammatoires mais bénignes. La malade se résout enfin à venir à Paris essayer une intervention. M. Guillemain la voit pour la première fois le 10 mars. L'examen pouvait faire croire à des ganglions tuberculeux suppurés de l'aine ; mais l'affirmation que donne la malade de la sortie d'un pépin de raisin et le siège crural de l'affection, forcent à admettre quelque chose de herniaire.

M. Guillemain intervient le 13 mars.

Il fait une incision verticale de 7 à 8 centimètres au-dessus et au-dessous surtout de l'arcade crurale, coupant juste par le milieu la base du triangle de Scarpa et se dirigeant vers la pointe du triangle.

Puis un léger débridement fait tomber dans une cavité superficielle qui repose sur une masse du volume d'un petit œuf de poule, masse adhérente de toutes parts aux muscles formant le plan profond du triangle de Scarpa. Cette masse est constituée par le sac et par l'épiploon, tout cela fusionné et impossible à dissoudre.

Une fois cette masse libérée.M.Guillemain constate que son pédicule s'enfonce dans l'abdomen. Pour le dégager, il fend l'arcade crurale et la paroi abdominale sur une longueur de 2 à 3 travers de doigt et alors il s'aperçoit que le pédicule s'implante sur le cœcum et n'est autre que l'appendice renfermé dans la masse herniaire et perforé près de sa base.

L'appendice est réséqué près du cœcum. Suture à la soie forte par points en U des plans aponévrotiques sectionnés ; suture de de la peau aux crins de Florence.

Par prudence il est introduit un drain, allant dans l'abdomen et que l'on enlève le troisième jour.

Les suites opératoires furent bonnes.

Sur un cas de hernie inguino-scrotale double avec fistule cutanée appendiculaire droite chez un enfant de 28 mois,par le D L. Veslin (d'Evreux).

Séance du 23 Déc.1896(Soc. de chir.).

Un enfant de 28 mois est abandonné par ses parents à l'hôpital d'Evreux. On n'a malheureusement aucun renseignement sur ses antécédents.

Cet enfant est porteur d'une double hernie inguino-scrotale donnant à ses bourses le volume d'un très gros poing d'adulte.

La bourse droite est plus grosse que la gauche, et on remarque à sa partie supérieure une légère dépression occupée par un orifice rougeâtre induré, d'où s'échappe un liquide sanieux.

La hernie gauche est réductible, la droite ne l'est que partiellement,l'intestin rentré, on sent nettement partir du point rouge,induré. un cordon dur, du calibre d'une plume d'oie, se continuant dans le trajet herniaire. Le catéthérisme de ce trajet fistuleux ne peut être fait avec un fin stylet.

Le Dr Veslin porte très justement le diagnostic de « hernie du cœcum rendu irréductible par une adhérence de l'appendice, laquelle était due probablement à une appendicite ayant evolué dans le scrotum ».

Cure radicale du côté gauche, puis quinze jours plus tard, du côté droit.

L'opération vérifie complètement le diagnostic : le sac renferme une grande quantité d'intestin grêle, et profondément on arrive sur le cœcum rattaché au scrotum par le cordon appendiculaire adhérent et fistuleux. M. Veslin dégage l'appendice, le lie à sa base, le sectionne, le ferme par des sutures et rentre la hernie non sans quelque difficulté.

Les suites opératoires ont été bonnes, à part une légère suppuration superficielle. Résultat final excellent.

III. — FORME ENTÉROCÈLE ÉTRANGLÉE.

L'appendicite herniaire revêt les caractères de la hernie intestinale étranglée. Cette forme est rare, presque exceptionnelle lorsque l'appendice est seul contenu dans la hernie, moins rare lorsqu'il est accompagné du cœcum et surtout d'anses intestinales. Le début est brusque, l'évolution dramatique.

Au moment d'un effort, la hernie qui jusque-là rentrait facilement, devient irréductible, très douloureuse, augmente de volume ; en même temps, le malade éprouve un malaise général. Bientôt surviennent des coliques, de faux besoins d'aller à la garde-robe ; quelques nausées. Le médecin appelé trouve au niveau d'un orifice herniaire une tumeur dure, tendue, douloureuse. La douleur est diffuse, sans lieu d'élection. La dureté est considérable dès le début, tandis qu'elle ne l'est que plus tardivement dans la hernie étranglée. La percussion donne de la matité. La masse est généralement très grosse (citron, orange, poing, tête de fœtus). Le ventre est douloureux, un peu ballonné.

Des coliques sourdes apparaissent, deviennent bientôt vives et continues. A l'état nauséeux ont succédé des vomissements alimentaires, puis bilieux, abondants et répétés. Quelquefois ils semblent cesser : ce n'est là qu'une accalmie trompeuse et passagère.

Très rarement ils deviennent fécaloïdes. Il existe une constipation absolue qui ne cède à aucun purgatif. Le hoquet apparaît ; l'anxiété est marquée. Le malade, en proie à une faiblesse extrême, a les traits tirés, le nez pincé, les yeux excavés. Le pouls devient petit, filiforme, rapide, la respiration est anxieuse, la voix cassée ; la fièvre est rarement accusée, le plus souvent, il n'y en pas ou même on constate de l'hypothermie.

Telle est l'allure générale de cette forme ; Le tableau est cependant rarement aussi sombre. Les vomissements fécaloïdes ne sont guère signalés que dans l'observation de Hue, déjà citée et dans celle de Pollosson, (thèse de Charnois, 94), que nous retrouverons au chapitre des formes associées. Il convient de remarquer que dans ces deux observations l'appendice était dans la hernie en compagnie d'anses de l'intestin grêle, et que peut-être son inflammation a été le point de départ d'un étranglement intestinal secondaire.

Nous voyons un tableau analogue légèrement atténué dans les observations de Polosson et de Mouchet, dans lesquelles l'appendice enflammé formait le seul contenu de la hernie. Mais il n'y a pas de vomissements fécaloïdes ; et dans l'observation de Polosson, les vomissements ne furent pas répétés.

Etranglement herniaire de l'appendice iléo-cœcal.

(Polosson). — *Lyon Médical*, 21 mai 1893.

A.F..., repasseuse, 37 ans, demeurant à Lyon, entrée le 21 août 1890, sort le 15 septembre 1900.

La malade a vu survenir à droite une petite tumeur dans la région crurale, il y a 5 ans. Elle n'a jamais porté de bandage. Elle avait eu avant la hernie deux enfants.

Il y a deux jours, sans efforts, elle vit la tumeur devenir tendue et volumineuse, elle eut des coliques et des envies de vomir. Le lendemain elle dut garder le lit, eut encore une selle ce jour-là, mais remarqua qu'elle ne pouvait plus faire de gaz.

Le troisième jour au matin, elle eut un vomissement et des hoquets. Le Dr Victor Morel appelé, diagnostiqua un étranglement herniaire et l'envoya à l'Hôtel-Dieu.

Le lendemain, à la visite, on trouve la malade avec facies grippé, pouls petit, se plaignant de coliques violentes, de nausées et n'ayant ni selles, ni évacuations gazeuses. On sent dans la région crurale une petite tumeur marronnée, tout à fait identique à la tumeur habituelle de la hernie crurale étranglée.

Opération. La malade anesthésiée, l'opération est conduite comme pour une hernie vulgaire. On trouve un sac on l'incise ; il renferme un liquide rougeâtre, abondant, et à l'intérieur, au lieu d'intestin ou d'épiploon, on trouve un cordon rougeâtre, long de cinq ou six centimètres, du volume du petit doigt, présentant l'aspect d'un pénis d'enfant en érection. Sur un point de sa circonférence, est un bourrelet graisseux, analogue aux appendices épiploïques du gros intestin. On débride l'anneau avec le bistouri de Cooper, on tire légèrement en dehors l'organe hernié, et l'on voit qu'à la partie étranglée, au bourrelet rouge, fait suite un cordon pâle du diamètre d'un porte-plume, c'est l'appendice iléo-cœcal.

On place une ligature au catgut à un centimètre au-dessus du point étranglé, on coupe au-dessous du fil, on réduit, on extirpe le sac (cure radicale) et on suture la peau.

Les suites de l'opération furent très simples et la malade sortit guérie le 15 septembre 1890.

Appendicite herniaire simulant un étranglement de l'intestin Kélotomie, résection de l'appendice, guérison.

Par M. Mouchet (Sens).

M. P..., 70 ans, garde barrière, a toujours joui d'une bonne santé et a eu 10 enfants. Depuis quelques années, elle a remarqué dans l'aine droite, à de rares intervalles, une petite grosseur indolente qui rentrait facilement par la moindre pression. Elle n'a jamais porté de bandage.

Le 24 mai, sans efforts violents, elle ressent quelques coliques et s'aperçoit que la grosseur de l'aine est plus volumineuse et plus sensible qu'à l'ordinaire. Elle éprouve des nausées et se met spontanément à la diète. Le lendemain vomissements alimentaires et bilieux, coliques violentes et absence de gaz par l'anus. Les 26 et 27, même état, la femme P... ne veut pas se reposer et continue son service. Nous ne sommes appelés près d'elle que le lendemain matin, c'est-à-dire 4 jours après le début des accidents ; très grande faiblesse, facies abdominal très prononcé, hoquet persistant, vomissements, ballonnement du ventre ; les anses intestinales se dessinent sous la peau amaigrie, le ventre est douloureux, le pouls petit et fréquent ; T. 36°8. Dans la région vaginale droite existe une petite tumeur de la grosseur d'une noix, dure, rénitente et irréductible. Le diagnostic de hernie étranglée avec intestin probablement très altéré est fait sans hésitation. La malade, transportée à l'hôpital est opérée immédiatement après anesthésie à la cocaïne.

Kélotomie ordinaire, ouverture du sac. Dissociation des adhérences. On isole une petite tumeur dure, d'un rouge lie de vin, à surface lisse. L'anneau peu serré sur elle est incisé ; et impossibilité d'attirer l'organe hernié en dehors. En introduisant le doigt dans le trajet inguinal, on sent un cordon irrégulier, dur, qui ne peut pas être l'intestin, et en allant plus profondément, nous percevons une extrémité libre qui révèle l'appendice hernié et replié sur lui-même. L'appendice est long, tuméfié et perforé sur sa face supérieure. Appendicectomie totale. Suture. Mèche de gaze.

Les vomissements ont cessé immédiatement après l'opération. C'est le surlendemain seulement que la malade a rendu des gaz par l'anus et a eu des selles. Guérison.

Comme dans tous les cas d'appendicite herniaire publiés jusqu'à ce jour, le diagnostic de l'organe hernié n'a pas été fait. L'erreur était d'autant plus facile qu'avec la tumeur inguinale existait tous les signes d'un étranglement véritable : vomissements, absence de selles et de gaz par l'anus, facies grippé, ballonnement du ventre, etc. Depuis quelque temps l'appendice était hernié, sans qu'il survînt le moindre incident, à part quelques douleurs par suite de fatigue. Tout à coup on éclaté les signes de l'appendicite aiguë. L'étranglemen t n'a ét que la conséquence de la tuméfaction énorme de l'appendice.

Les accidents observés ne lui étaient donc pas imputables ; seule l'appendicite survenue brusquement, dans des conditions déterminées, aura simulé l'étranglement intestinal.

On voit par ces observations que l'appendicite herniaire peut simuler de très près l'étranglement intestinal ; cependant il est rare que la similitude soit aussi complète ; dans la plupart des observations de ce genre on avait fait le diagnostic de pseudo-étranglement ou pincement latéral de l'intestin ; pseudo-étranglement car si les signes de la tumeur herniaire sont

bien ceux d'une hernie étranglée, si les vomissements sont
marqués, il ne sont pas fécaloïdes ; si la constipation est absolue ou peu s'en faut, les gaz continuent à passer : si l'atteinte
de l'état général est grave et menaçante, on trouve rarement
l'hypothermie, la rareté ou l'absence des urines, la voix cassée,
le refroidissement des extrémités, qui accompagnent d'une
façon presque constante l'étranglement intestinal. Et encore
faut-il remarquer que ces cas de péritonite herniaire grave se
voient presque toujours, lorsque l'appendice est accompagné
du cœcum et d'anses intestinales. Tel est le cas des observations de Baillet, Schwarz, Témoin. L'appendice était seul dans
l'observation de Naquet.

**Inflammation d'un appendice hernié chez un enfant de treize mois.
Symptôm. s d'étranglement. Ablation de l'appendice et cure de la
hernie vingt et une heures après le début des accidents. Guérison.**

Par M. le Docteur Baillet (d'Orléans). Rapport par M. Walther.
(Soc. de chirurgie. 23 décembre 1903).

Jeune garçon âgé de treize mois, nourri au sein, bien portant
jusque-là ; enfant de cultivateurs. Dès sa naissance on a constaté
l'existence d'une hernie inguinale droite, volumineuse, réductible ;
elle se maintenait même habituellement réduite, mais sortait facilement et déjà plusieurs fois elle n'a pu rentrer spontanément ;
mais la mère avertie par les cris de l'enfant la réduisait immédiatement et facilement. L'enfant s'élève bien, se nourrit bien ; il est
élevé au sein et par sa mère.

Le 6 octobre à 6 heures du soir, l'enfant s'étant mis à crier, la
mère regarde et s'aperçoit que la hernie est sortie ; elle tente de
la rentrer, mais n'y peut pas parvenir ; bientôt apparaissent des
phénomènes d'étranglement : vomissements fréquents, abondants,
qui ont continué jusqu'au moment de l'opération ; suppression des
évacuations intestinales, ballonnement du ventre.

La mère conduit dans la nuit son enfant au Dr Coulon de Tigy,
qui essaie de réduire la hernie et n'y peut parvenir ; il conseille de
me l'amener afin qu'il soit opéré. On me l'amène le lendemain
matin ; il arrive vers onze heures après avoir fait un trajet de
40 kilomètres environ. Aux symptômes que j'ai signalés je dois
ajouter la petitesse et la fréquence du pouls (difficile à déterminer chez un enfant de cet âge), les cris continuels, les vomissement

incessants et la pâleur du petit malade. A la région inguinale existe une tuméfaction que je n'hésite pas à considérer comme une hernie étranglée, je remarque qu'elle ne présente pas une grande tension ; j'estime que des tentatives de réduction ayant été faites par le médecin, il n'y a pas lieu d'en faire de nouvelles. L'opération a été faite le 7 octobre à 3 heures du soir, par conséquent vingt et une heures après le début.

L'enfant est endormi au chloroforme. Incision haute.

Le sac ouvert, il s'écoule un peu de liquide, mais il est clair, citrin ; et d'autre part, l'intestin un peu congestionné, n'a pas la teinte rouge violacée qu'il présente dans le cas d'étranglement (la facilité de la réduction sans débridement a ultérieurement montré qu'en effet il n'y avait pas d'étranglement).

Je m'aperçois que l'anse herniée est constituée par la terminaison de l'iléon et une partie du cœcum, mais on ne voit pas l'appendice dans l'angle formé par les deux segments intestinaux, on aperçoit un gros ganglion ; l'idée d'appendicite se présente alors à l'esprit. En relevant un peu le cœcum on trouve facilement l'appendice ; il est accollé au cœcum par des adhérences molles ; il est rectiligne, turgide, relativement volumineux et long pour un enfant de cet âge ; il est manifestement enflammé. Il est dès lors évident qu'il s'agit non d'un étranglement herniaire, mais de l'inflammation aiguë d'un appendice hernié.

L'ablation de l'appendice, très facile a faire, à été suivie de la cure radicale de la hernie.

Suites opératoires :

7 octobre. — Encore deux vomissements dans la soirée. Température 36º8. L'aspect du visage est mauvais. Injection de 20 centimètres cubes de sérum.

8 octobre. — La nuit a été agitée, plusieurs vomissements, mais émission de gaz abondants et de matières. L'enfant a tété pendant la nuit.

11 heures. — L'enfant dort ; son aspect est bon ; il tette assez régulièrement et ne vomit plus.

6 heures.—Paraît bien, a dormi, tette bien, pas de vomissements. Une deuxième selle et émission de gaz en quantité énorme. Température : matin, 37º 6 ; soir, 38 º,

9 octobre et jours suivants. — L'enfant continue à aller très bien ; il est ramené chez lui le 12 octobre.

Appendice perforé dans une hernie scrotale.

Schwarz. Centralblatt für Chirurg. N⁰ 28. Année 1898.

Un malade de 45 ans, reçut, il y a 28 ans, avec un morceau de fer, un coup dans la région inguinale droite, d'où formation de hernie.

Il y a 3 ans, il se montra une hernie gauche qui s'étrangla et s'accrut jusqu'à prendre la grosseur d'une tête d'enfant.

Le patient vomit une fois ; pendant 3 jours aucune selle et *aucun gaz* ; le quatrième il se produisit une légère selle et quelques gaz, pour *s'arrêter de nouveau.*

Dans la kélotomie faite le sixième jour on trouva comme contenu de la hernie gauche une partie de l'iléon et du côlon ascendant, ainsi que le cœcum et l'appendice perforé.

Résection de l'appendice, l'intestin fut laissé en dehors de la cavité abdominale; après 16 jours reposition et opération radicale.

L'auteur prétend que dans ce cas il s'agit d'une apendicite primitive, et que l'étranglement se produisit secondairement par le gonflement inflammatoire.

Hernie inguinale droite. Appendice tuméfié, volumineux avec fausses membranes. Résection. Cure radicale de la hernie. Guérison.

(Dʳ *Témoin*, de Bourges, *Journal de médecine interne,*
15 septembre 1904).

Un enfant de 8 mois est pris de douleurs vives et a des vomissements dans la soirée du 11 mars ; son ventre se ballonne et le moindre attouchement exagère sa souffrance : dix ou douze heures après le début des douleurs et des cris, les parents remarquent que leur enfant a une hernie inguinale droite, descendant jusque dans les bourses ; ils affirment qu'auparavant ils n'avaient jamais vu la moindre grosseur dans l'aine de ce bébé.

Le 12 mars, après de vaines tentatives de réduction, l'enfant est envoyé au Dʳ Témoin (de Bourges) qui est frappé par le volume de la hernie (grosse comme le poing), par sa tension extrême, par son tympanisme et la coloration bronzée de sa peau.

Le 13 mars, intervention après inutile application de compresses froides et vaine tentative de réduction.

L'incision donne issue à une sérosité sanguinolente, et, dans le sac ouvert, on trouve « un liquide brunâtre, très spécial, analogue au liquide de la péritonite commençante ». L'appendice qui est tuméfié, volumineux, entouré de fausses membranes récentes est accolé au cœcum qui forme la hernie. On le libère et on le sectionne le cœcum est difficilement réduit (il faut prolonger très haut l'incision) et l'opération se termine comme dans la cure radicale de la hernie simple.

« La fièvre tomba et l'enfant repartait dix jours après ».

Hernie crurale appendiculaire. — Etranglement. — Résection de l'appendice. — Guérison.

(Naquet. Thèse de Paris, 1900).

J. A..., blanchisseuse, 29 ans, entre à l'hôpital pour une tumeur peu volumineuse, très douloureuse, siégeant du côté droit, au niveau de la racine de la cuisse.

La malade raconte qu'elle avait constaté depuis de longues années l'existence de cette tumeur, mais n'en souffrant aucunement, elle n'y avait pas accordé d'attention. Le samedi soir, en rentrant de son travail elle a été prise de coliques très violentes suivies bientôt de vomissements alimentaires, puis bilieux. La tumeur avait augmenté légèrement de volume et était extrêmement douloureuse à la palpation.

La malade rentre à l'hôpital le lendemain matin. La constipation est absolue, *mais les gaz continuent à passer*. Le pouls est petit et accéléré, le ventre ballonné, le facies grippé. En présence de ces symptômes on conclut à une épiplocèle étranglée et la kélotomie est pratiquée d'urgence. A l'ouverture du sac, on tombe sur un appendice très long étranglé au niveau du bord libre du ligament de Gimbernat. Il y avait un sillon d'étranglement net. On pose une ligature à la base de l'appendice et on le sectionne au thermocautère. Le moignon est encapuchonné suivant le procédé de Mickulicz. Les suites furent excellentes, la malade sortit de l'hôpital le quinzième jour.

L'appendice examiné mesurait une longueur de 16 centimètres. La cavité était dilatée, mais ne renfermait aucun corps étranger. Il n'y avait pas menace de perforation, mais la stricture était très étroite et la malade a certainement retiré un très grand benéfice de la rapidité de l'intervention ».

L'appendicite herniaire affecte donc exceptionnellement l'allure franche de l'entérocèle étranglée, presque toujours elle simule le pseudo-étranglement. C'est l'erreur dans laquelle tombent le plus volontiers les opérateurs.

IV. — FORME ÉPIPLOCÈLE RÉDUCTIBLE OU IRRÉDUCTIBLE.

Cette forme est constituée par l'appendicite chronique herniaire. Nous avons déjà vu la fréquence de la hernie appendiculaire ; pendant notre année d'internat à la Pitié nous en avons observé dans le service de notre chef, M. le Dr Walther deux cas, dont un a été opéré par notre collègue Klein : nous avons vu opérer deux autres cas, dans le service de M. le Professeur Terrier, l'un par notre collègue Bréchot, l'autre par notre collègue Lecène. Dans ces 4 cas, il s'agissait d'appendice en milieu herniaire. L'examen histologique des appendices dans les deux cas du service de M. Walther, a montré qu'ils étaient atteints d'inflammation chronique. Cependant les observations publiées d'appendicite chronique herniaire sont très rares en raison de l'allure effacée de cette affection.

C'est le plus souvent une découverte opératoire ; les troubles déterminés par l'appendicite chronique sont attribués à la hernie ; on néglige l'examen histologique de l'appendice que souvent l'on considère comme sain, parce qu'aucun des phénomènes inflammatoires aigus n'a attiré l'attention de ce côté.

Si cependant on interrogeait le malade, on apprendrait que de temps à autre sa hernie était le siège de petites crises douloureuses durant à peine quelques minutes, et qu'elle présentait un point particulièrement sensible à la pression, dont il s'était aperçu en la réduisant avant d'appliquer son bandage. Dans notre observation nous avions été frappé de ce fait que la petite portion irréductible de la hernie était d'une sensibilité toute spéciale, mais n'avions nullement pensé à la possibilité d'un appendice adhérent. En mettant le malade en relâchement musculaire complet, nous avions eu une sensation de cordon que nous avions pris pour une bride épiploïque.

Généralement chez ces appendiculaires chroniques la langue est saburrale, les digestions difficiles, notamment pour certains aliments ; les embarras gastriques ne sont pas rares.

Le facies est jaunâtre, subictérique ; les malades se lèvent déjà fatigués, ont une lassitude marquée après le moindre effort ; le caractère change ; il devient nerveux, irascible ; on attribue ces troubles à la hernie et après l'opération on est tout surpris de voir qu'ils étaient le fait d'une appendicite chronique herniaire ou plutôt en milieu herniaire.

Localement la tumeur présente tous les caractères de l'épiplocèle ou de l'entérocèle, réductible ou irrréductible. Mais il convient d'insister sur ce fait que presque toujours en un point la sensibilité est très vive : le facies trahit une sensation de souffrance et le malade fait un mouvement de défense lorsqu'on presse à ce niveau.

Dans notre cas la hernie était réductible en partie seulement, l'appendice était adhérent à la paroi du sac, cas fréquent ainsi que l'indique Berger dans le Traité de Chirurgie. « Bien plus souvent l'appendice contenu dans la hernie se trouve rattaché soit aux parois du sac, soit à l'épiploon qui le recouvre par des adhérences inflammatoires anciennes qui créent de réelles difficultés dans le traitement de cette variété de hernies ».

La hernie est volumineuse en général car il s'agit dans la majorité des cas d'apppendicite chronique en milieu herniaire. L'appendice est accompagné de cœcum, d'épiploon, d'anses intestinales grêles.

Mais dans les cas ou la hernie est constituée par l'appendice seul, il n'existe qu'une nodosité à peine perceptible. Tels les deux malades de Lévy. De même dans l'observation de Thiéry, la petite tumeur dure trouvée 8 mois avant l'observation des accidents aigus avait été prise pour un ganglion.

Notre observation a trait à une appendicite chronique en milieu herniaire ; celle de Renaut à une appendicite herniaire pure.

Appendice chronique en milieu herniaire. Opération. Guérison.

(Observation personnelle).

B..., âgé de 28 ans, mouleur, de nationalité suisse, entre le 3 avril 1905 à la Pitié, salle Broca, dans le service de mon chef,

M. le docteur Walther, pour se faire opérer d'une hernie inguinale droite récidivée.

Antécédents héréditaires. — Parents bien portants. Pas de hernieux dans la famille.

Antécédents personnels. — Le malade ne se rappelle pas du moment d'apparition de sa hernie qui remontait à l'enfance. Cette hernie avait tous les caractères d'une hernie congénitale et descendait jusque dans les parties (scrotum). Elle se réduisait facilement ; comme elle ne déterminait que des petites coliques passagères et un peu de fatigue dans les reins, le malade ne portait pas de bandage.

En 1896, il y a 9 ans, il éprouve tout à coup une douleur violente au niveau de la hernie, qui devient dure, très sensible, irréductible. Douleurs intolérables. Pas de vomissement. On le transporte immédiatement à l'hôpital de Zürich ; grands bains. Opération le jour même, six heures après le début des accidents. Au bout de 8 jours, ablation du drain et des crins ; dans l'intervalle pas de pansement. Sortie au 27ᵉ jour. Il n'y eut pas de suppuration.

Après l'opération, le malade ne porta aucun bandage de contention ; deux ans plus tard, la hernie reparaît petit à petit, mais le malade ne veut pas porter de bandage. Son volume augmente de plus en plus ; trois ans après elle atteignait le volume du poing. Depuis 1902, le malade a été sujet à plusieurs indigestions sans caractère bien défini. D'une façon générale ses digestions sont difficiles, il a remarqué que notamment il était incapable d'assimiler la charcuterie, mais ses remarques n'ont pas été plus approfondies ; il appartient à un milieu ouvrier où en général on s'observe peu. Son facies est subictérique et on note un certain degré de congestion hépatique. Il a souvent la langue amère, est sujet à la constipation. Après la digestion il est inapte au travail et éprouve une lassitude générale. La hernie rentrait assez bien surtout après le bain, mais la dernière partie était sensible à la pression et même douloureuse. Spontanément il éprouvait une gêne, des tiraillements, parfois même des douleurs dans sa hernie.

A son entrée à l'hôpital, on constate une hernie inguinale droite récidivée, du volume du poing. La cicatrice de la précédente opération mesure 15 cent. environ. Cette hernie rentre assez bien mais non en totalité. La dernière portion est douloureuse.

C'est une douleur limitée, et qui est provoquée même par une pression douce ; elle détermine une défense immédiate, elle persiste quelques instants après la pression qui l'a provoquée. La portion irréductible de la hernie donne une sensation de gros cordon qui est pris pour une adhérence épiploïque.

Testicules et cordon normaux. Anneau très large. La hernie est funiculaire et descend moins bas que lors de la première opération.

Opération le 11 avril, pavillon Gerdy. Chloroforme. Nous pratiquons une incision de 10 cent. environ au niveau de l'ancienne cicatrice dans sa partie supérieure. Dissection des plans fibreux sous-cutanés. Isolement du sac. Ouverture : en dedans on trouve la vessie herniée par glissement, et en dehors l'appendice adhérent à la paroi du sac. Libération de l'appendice ; ligature du méso, puis de l'appendice au catgut ; section au thermocautère. Encapuchonnement. mais pas d'enfouissement. Ligature du sac par un sujet au catgut fin. Réfection de la paroi postérieure par quatre points de Bassini au catgut fort, deux points de catgut sur la paroi antérieure. Crins sur la peau. Pas de drain.

L'appendice est long de 12 cent environ, renflé à son extrémité. L'incision de sa cavité laisse sourdre une certaine quantité de muco-pus. Après lavage, on constate des zones tuméfiées, noirâtres, paraissant être le siège d'une folliculite marquée, et ailleurs des zones ulcérées.

L'examen microscopique et bactériologique a été fait par notre collègue et ami Beaujard, chef de laboratoire du service.

Description microscopique.

1° Coupes au niveau des points non ulcérés.

La muqueuse présente une diminution considérable des invaginations glandulaires, le revêtement épithélial est assez bien conservé ; en certains points les glandes ont complètement disparu et l'épithélium forme une couche linéaire ; presque toutes les cellules sont des cellules muqueuses caliciformes.

Le chorion est infiltré de cellules embryonnaires ; les follicules très hypertrophiés, sont remplis de globules blancs, les uns nettement lymphocytiques, les autres rappelant par leur forme l'aspect des macrophages. Le centre de certains follicules est rempli de globules rouges formant une mosaïque interrompue par quelques lymphocytes (f. hémorragique). Certains follicules effondrent par leur sommet le revêtement épithélial et s'ouvrent dans la cavité de l'appendice ; par la coloration au bleu de Unna on y voit de nombreux cocci et bacilles.

Dans la sous-muqueuse on trouve une certaine infiltration de cellules jeunes, les vaisseaux sont dilatés et renferment une notable quantité de polynucléaires.

La musculeuse est sensiblement normale.

La séreuse manque par places, en d'autres points on trouve sous la musculeuse une couche conjonctive parsemée de gros capillaires qu'entourent des cellules embryonnaires et que limite un exsudat fibrineux.

2° Coupes au niveau des points ulcérés.

La muqueuse n'est plus représentée que par quelques culs-de-sac intercalés aux follicules.

Les follicules ont des limites peu nettes, ils sont largement ouverts dans la cavité de l'appendice.

La musculeuse est réduite de volume. les fibres, en sont dissociés par l'infiltration des cellules inflammatoires et présentent souvent des lésions de dégénérescence.

Les capillaires sont dilatés partout, thrombosés par endroits (Cavités remplies de polynucléaires).

L'examen du pus montre à côté de nombreux polynucléaires l'existence des formes microbiennes suivantes :

1° Bacilles de 3 à 4 μ. de longueur ne prenant pas le Gram.

2° Cocci en chaînettes à grains très irréguliers, prenant irrégulièrement le Gram.

3° Cocci en grappes prenant bien le Gram.

Des cultures sur bouillon et gélose nous ont permis d'isoler ces trois formes de microbes qui nous paraissent devoir être identifiées au coli-bacille à l'entérocoque de Thiércalin et au straphylocoque blanc.

Suites opératoires normales, réunion par première intention. 1er et 2e jour, T. normale. Les 3e et 4e jours qui suivent l'opération la T. rectale est montée à 37° 8 et 38° le soir, puis s'est maintenue aux environs de 37° pendant les jours suivants.

Le malade n'a pas été purgé, mais a eu le troisième jour un lavement qui a déterminé une évacuation abondante. Il note avec satisfaction que grâce à son bandage serré il n'éprouve pas au niveau de sa plaie les douleurs post-opératoires qu'il avait eues en Suisse, où on ne maintenait le pansement que par quelques tours de bandes de toile.

Le 11e jour de l'opération, 22 avril 1905, le malade est pris au milieu de la nuit de troubles digestifs aigus, vomissements très abondants, verdâtres, avec douleurs au creux épigastrique, mais sans T. Le malade qui jusque-là n'avait eu que du lait et thé léger, avait pris la veille un potage et de la purée. Le matin un lavage d'estomac fit disparaître tous ces troubles ; sauf cet épisode, la convalescence s'est poursuivie normalement, et le malade est sorti dans les délais habituels avec un bandage comme il est d'usage dans le service d'en faire porter pendant quelque temps aux opérés.

(Appendicite à forme épiplocèle).

Service du médecin principal Renaut, de Nantes In thèse Denis.
Paris 1904.

L... Allain, 21 ans, couvreur, militaire depuis 6 mois, entre le 11 mars 1903 à l'hôpital de Nantes, salle I, pour se faire opérer d'une hernie inguinale droite.

Son père est mort de tuberculose et sa mère aussi. Son frère est bien portant.

Lui-même n'a jamais été souffrant jusqu'à cette époque, depuis quelques jours il est sujet à des coliques abdominales du côté droit; il a des diarrhées fréquentes.

Il porte sa hernie depuis l'âge de 4 ans, elle est devenue douloureuse à la suite des fatigues du métier et à la fin de la journée du 10 mars elle atteignait le volume d'un œuf de poule.

Examen. — Hernie inguinale droite descendant jusqu'à l'orifice inguinal externe, irréductible, mate à la percussion, douloureuse au palper.

Rien de particulier du côté du cœur et du poumon.

Une intervention est décidée pour le 16 mars.

Opération. — M. Renaut procède sous chloroforme à l'ouverture du canal inguinal : on trouve un sac mince, très adhérent aux éléments du cordon qui sont dissociés. L'ouverture du sac nous met en présence d'un appendice augmenté de volume, très vascularisé, adhérent à la paroi interne du sac. Les adhérences sont faciles à rompre. A la base de l'appendice on rencontre des tractus qui sont au contraire difficiles à déchirer et qui forment entre l'appendice et le cœcum un véritable diaphragme.

Le cœcum est rouge et vient s'appliquer à l'orifice interne du canal inguinal. Résection de l'appendice au thermocautère. Sutures à la soie. Résection du sac herniaire. Restauration de la paroi antérieure du canal inguinal à la soie. Sutures superficielles aux crins de Florence.

17 mars. — Bon réveil. Vomissements.

Suites opératoires normales. Le malade souffre un peu dans le bas ventre, à droite. Pas de température.

26. — Ablation des fils. Réunion par première intention. L'examen histologique de l'appendice révèle la présence du colibacille.

Il est donc nécessaire de s'inquiéter du passé abdominal et des antécédents digestifs des herniaires. Guinard a insisté sur ce point dans la séance du 7 mai 1902 de la Soc. de chirurgie. « Il s'agit de malades qui portent depuis longtemps une hernie à droite pour laquelle ils n'ont jamais voulu se faire opérer ; ils viennent trouver le chirurgien parce qu'ils ont des douleurs dans la région herniaire, et ils attribuent ces douleurs à la hernie. Si le chirurgien ne pousse pas son interrogatoire du côté des symptômes abdominaux, il se borne à faire la cure de la hernie, et le malade continue après l'opération à souffrir de son appendicite chronique qui était seule en cause ». A plus forte raison quand l'appendice est contenu dans la hernie.

Guinard rapporte avoir vu trois semaines avant, un malade qui demandait à être débarrassé d'une hernie inguinale droite dont il souffrait depuis quelque temps. Ayant fait remarquer à ses élèves qu'en pareil cas il fallait toujours interroger le malade sur son passé appendiculaire, il apprit qu'en effet, trois ans avant, celui-ci avait été soigné pour une crise aiguë d'appendicite. L'opération montra que la hernie contenait un appendice malade, oblitéré sur 2 cm. de son extrémité (terminale), ce qui indiquait manifestement la présence d'une appendicite chronique.

V.— FORME A CRISES DOULOUREUSES INTERMITTENTES

APPENDICITE À RÉPÉTITION

On a décrit une forme d'appendicite abdominale à répétition, communément appelée à récidives, (mauvaise terminologie, qui suppose l'intégrité absolue de l'appendice entre les crises) : on trouve, en milieu herniaire, une forme clinique caractérisée par une évolution identique.

Un malade fait une appendicite herniaire d'intensité variable, qui spontanément se calme et guérit ; on ne l'opère pas ; mais au bout de semaines ou de mois, survient une nouvelle crise appendiculaire. Un certain nombre peuvent ainsi se succéder à des intervalles variables. Mais tandis que dans l'abdomen ces attaques conservent une bénignité relative et tendent rarement à une gravité progressivement croissante, il n'en est pas de même dans une hernie ; il semble que celle-ci constitue pour l'appendice un foyer constant d'irritation, qui augmente de plus en plus la violence des poussées aiguës. L'appendice enflammé pourra même former pour l'intestin un agent d'étranglement absolu ; tel le cas de Hue, dans lequel apparurent des vomissements fécaloïdes.

Nous n'avons pu relever que deux observations d'appendicite herniaire à répétition.

Hernie inguinale droite, irréductible. Appendice volumineux adhérent au sac ; présence de calculs stercoraux Résection. Guérison.

Dʳ Témoin.

Un enfant de trois ans, portant une hernie depuis sa naissance, est pris assez souvent, depuis une année, subitement de douleurs violentes avec vomissements et la hernie, dans ce moment, gonfle; puis tout se calme après un temps qui a été, une ou deux fois de plus de 24 heures.

Le 12 septembre, il est amené dans le service du Dʳ Témoin avec une hernie inguinale droite, à peu près irréductible.

Le 13, il a une crise violente accompagnée de fièvre.

Le 15 septembre, intervention. Dans le sac, se trouve le cœcum distendu et l'appendice assez volumineux replié en crosse et adhérent au sac. L'appendice est enlevé. La partie coudée et adhérente contient deux calculs stercoraux.

Dans ce cas, chaque fois que l'enfant souffrait, c'était par colique appendiculaire et non par suite de l'engouement intestinal ; tout au contraire, l'angouement était une conséquence de l'appendicite qui déterminait une paralysie localisée à l'anse herniée.

Hernie crurale constituée en partie par l'appendice cœcal sphacélé. Appendicectomie. Guérison

(Dʳ *François Hue*). *Normandie médicale*, 1ᵉʳ *janvier* 1903.

J'ai été appelé à opérer, il y a dix jours, dans mon service d'hôpital, une femme de 68 ans qui présentait les phénomènes de l'étranglement d'une hernie crurale classique depuis 4 jours 1/2. Elle nous arrivait de la campagne après plusieurs péripéties, présentant depuis la veille des vomissements fécaloïdes. Sa hernie formait la petite tumeur marronnée habituelle. Elle racontait qu'elle en était atteinte depuis deux ans et que de temps à autre, cette hernie était le siège de crises douloureuses qui duraient depuis quelques heures jusqu'à un jour ou ou deux, nécessitant parfois le séjour au lit.

Je m'attendais à trouver l'intestin en mauvais état, aussi ne fus-je pas surpris de tomber sur un sac verdâtre contenant un exsudat gelée de groseilles et au-dessous ce que je pris pour l'intestin, à demi-flasque, entièrement sphacélé avec odeur gangréneuse typique. C'était bien l'aspect de l'intestin avec le volume du doigt. Cependant, quand tout fut bien nettoyé, je n'arrivai pas à un collet nettement défini. J'étais gêné en dedans par une tuméfaction que recouvrait un mince feuillet séreux. Ce feuillet percé, je trouvai que cette petite tumeur interne, était l'intestin hernié, sans aucune erreur possible, un peu congestionné simplement. En le suivant en dedans, on arrivait facilement au collet et au ligament de Gimbernat.

Après débridement, l'intestin, facilement attiré au dehors, montrait un sillon de striction sans sphacèle. Après nettoyage, il fut réduit sans difficulté.

Restait cette anse externe sphacélée, découverte en premier lieu, qui ne pouvait guère être que l'appendice cœcal. En effet, en tirant sur son pédicule, on amenait un bout d'appendice normal d'environ 3 centimètres et on apercevait le cœcum attiré dans l'abdomen contre l'anneau.

Je terminai l'opération par une appendicectomie pratiquée sur cette partie saine et il fut facile d'enlever le reste de l'organe long de 8 centimètres dont le méso se confondait avec la paroi externe du sac herniaire. L'appendice constituait donc le contenu de la hernie depuis le début, il y a deux ans et c'est bien lui qui donnait lieu à ces crises douloureuses signalées par la malade.

Puis, pour la production des accidents actuels, l'intestin grêle était venu s'étrangler dans le refuge de l'appendice, formant un coin qui avait interrompu la circulation dans toute l'extrémité appendiculaire hernié, d'où sphacèle.

Les suites furent simples et favorables.

Ces cas sont donc d'une grande rareté puisque la littérature

médicale n'en renferme que deux. Mais assez souvent si
on interroge le malade atteint d'appendicite herniaire sur son
passé abdominal, on notera des crises douloureuses qui ont
tous les caractères d'une crise appendiculaire abdominale anté-
cédente. Ces cas sont assez fréquents, et nous n'en voulons
pour preuve que les observations de Gosset et de Guinard,
que nous avons eu déjà l'occasion de citer dans le cours de
cette étude. L'appendicite abdominale a précédé dans ses
manifestations cliniques l'appendicite herniaire.

VI. — FORME HERNIE APPENDICULAIRE ENKYSTÉE.

Cette forme constitue une curiosité pathologique ; nous
n'en avons relevé qu'un seul cas.

Dans cette observation il s'agit d'un kyste sacculaire résultant d'une péritonite adhésive et limitant en avant de l'appendice une loge contenant du liquide. En arrière de cette loge
était l'appendice cœcal relié à la paroi du sac par son méso.

Observation de hernie crurale appendiculaire enkystée

Demoulin, Soc. de Chirurgie, 28 Nov. 1900.

« La pièce a été recueillie sur une femme de cinquante-sept ans,
opérée avec succès, il y a une quinzaine de jours, pour une volumineuse tumeur liquide de l'aine droite, dont le début remonte à
19 ans. Cette tumeur ovoïde avait son grand axe transversal mesu-
rant 20 cm., parallèle aux plis de l'aine ; l'axe vertical avait seulement 12 cm. Elle présentait à sa partie supérieure un large pédicule, se dirigeant vers l'entonnoir crural. On aurait dit une grosse
hydrocèle scrotale, à parois inégalement résistantes transplantée
dans l'aine d'une femme.

Cette tumeur avait été ponctionnée deux fois depuis 7 ans :
chaque ponction avait donné issue à 800 grammes environ de
liquide citrin.

Le diagnostic porté fut : *Kyste sacculaire crural.* La tumeur
recouverte d'une peau mince, non adhérente, fut facilement dissé-
quée jusqu'à son pédicule cylindrique, large, de 2 centim. envi-

ron et qui s'enfonçait sous l'arcade crurale en dedans des vaisseaux fémoraux.

La section de ce pédicule, tendu par traction sur la tumeur fut faite prudemment, à petits coups de bistouri. A peine la partie antérieure de ce pédicule était elle ouverte que le cœcum faisait hernie dans la plaie, ce qui était dû à une traction exercée sur l'appendice cœcal, qui faisait saillie dans le pédicule creux de la tumeur. Résection de l'appendice à sa base, après ligature à la soie, cautérisation ignée du moignon, fermeture du pédicule par deux points de suture à la soie. Guérison par première intention. La tumeur est examinée après l'opération. Fendue dans son axe vertical, elle laisse écouler 700 gr. environ de liquide séro-sanguinolent ; ce liquide est contenu dans un premier sac, dont les parois épaissies en certains points, fibreuses, mesurent environ 5 millimètres d'épaisseur, tandis que dans d'autres endroits, elle sont aussi minces qu'une pelure d'oignon.

Ce qui fait l'intérêt de cette pièce, dit Demoulin, c'est la présence, dans l'intérieur du sac herniaire kystique ouvert, d'un second sac chargé de graisse, surtout vers le fond, plongeant dans le liquide que contenait le premier sac.

Le deuxième sac ne renferme pas de liquide, ne communique pas avec le premier. Il contient l'appendice cœcal, pâle, décoloré mais de dimensions normales : il est relié à la paroi du sac par un méso bien développé. Il n'y a pas trace de péritonite dans le sac, et l'appendice, à part son aspect anémique, ne présente pas de lésions appréciables à l'œil nu.

Il s'agit, en somme, ici, d'une variété de hernie enkystée « hernie dans laquelle se trouve, en avant du sac herniaire, une cavité renfermant un épanchement séreux plus ou moins abondant et qui ne communique pas avec la cavité du sac herniaire » (Berger). Cette cavité est formée, dans notre cas, par un ancien sac herniaire déshabité, devenu kystique, par un kyste sacculaire, selon l'expression de Duplay, et dans ce kyste sacculaire a pénétré une seconde hernie survenue après la première.

Il s'agit donc bien d'une hernie crurale appendiculaire enkystée.

VII. — FORMES ASSOCIÉES

Nous avons successivement décrit les différentes formes que
l'appendicite pouvait simuler en milieu herniaire : l'épiploïte
herniaire, le phlegmon herniaire avec ou sans fistule, l'entérocèle étranglée, l'épiplocèle simple ou irréductible, la hernie
à crises douloureuses intermittentes. Nous avons même cité,
pour être complet, la hernie appendiculaire avec kyste sacculaire. Mais cette description théorique est faite pour la com-
modité de la description. En clinique on rencontre assez
souvent ces formes associées ou se succédant chronologique-
ment. C'est ainsi que l'appendicite herniaire chronique précède
habituellement la crise aiguë. Faut-il rappeler l'observation
de Potherat où l'appendicite herniaire devient le point de départ
d'un plastron abdominal, d'un phlegmon suppuré iliaque qui
entraîne la mort par hecticité. Dans l'observation d'Osty la
malade avant l'évolution de son phlegmon herniaire présentait depuis longtemps une « petite noix » légèrement sensible
dans l'aine ; un an auparavant elle avait présenté pendant 5 à
6 jours des phénomènes d'épiploïte à ce niveau qui étaient la
traduction d'un état inflammatoire subaigu de l'appendice
hernié. Le malade de Hue avait une appendicite herniaire
qui évolua successivement sous les apparences de crises douloureuses à répétition et de l'entérocèle étranglée.

On peut constater également, le développement parallèle de
phénomènes d'ordre local et de phénomènes d'ordre général,
c'est-à-dire l'association de la forme phlegmoneuse à la forme
entérocèle étranglée. Telle est l'observation de Pollosson, in
thèse Charnois. Lyon 94.

D..., âgé de 67 ans, porte depuis plusieurs années une hernie
inguinale droite du volume du poing. Brusquement la tumeur
devient volumineuse, douloureuse et irréductible ; pas de phénomènes aigus d'étranglement. Entrée du malade à l'hôpital le
8 avril. Tumeur herniaire énorme, modérément tendue, douloureuse. Pas d'arrêt des matières fécales.

Le 15 avril. Vomissements. Apparition de douleurs abdominales. Néanmoins pas d'arrêt des matières.État général non inquiétant. Le scrotum est rouge, chaud et phlegmoneux (*forme phlegmoneuse*).

Le 16 avril, aggravation subite et marquée. Vomissements fécaloïdes (*forme entérocèle étranglée*).

Intervention. — On constate d'une part une hernie de l'intestin grêle, cœcum et côlon, et l'insertion intestinale de l'appendice ; d'autre part la partie terminale de l'appendice ulcéré et presque sectionnée plongeant dans une cavité suppurée extra-sacculaire.

Anus contre nature en raison de l'état de l'intestin. Mort.

DIAGNOSTIC

Le diagnostic est en général très épineux parce qu'il n'y a
pas de signes positifs de l'appendicite herniaire, et que sa
physionomie clinique se présente sous les aspects très variés
soit d'une entéro-épiplocèle simple ou irréductible, soit d'une
épiploïte herniaire, soit d'un phlegmon herniaire, soit d'une
entérocèle étranglée. Aussi la possibilité en a-t-elle été niée
par un certain nombre d'auteurs. Fleischl, Jackle, Brieger,
contestent absolument qu'on puisse le poser. Pour Polosson « le diagnostic de l'étranglement de l'appendice iléo-cœcal
est en l'état actuel impossible. On le confond tantôt avec
l'étranglement intestinal, comme dans notre première observation, tantôt avec l'épiplocèle étranglée, comme dans la seconde.

Il est extrêmement difficile pour deux raisons : d'abord
l'évolution de l'appendicite ne se fait pas en son siège habi-
tuel, normal, et on connaît les difficultés que le diagnostic présente dans les variétés d'appendicite gauches, ombilicales, sous-
hépatiques, pelviennes, etc. Ensuite l'évolution de cette appendicite de siège anormal va se faire dans un milieu, la hernie,
où habituellement évoluent des *accidents analogues* cliniquement et dus à une *toute autre cause*. Ce diagnostic pourra être
quelquefois soupçonné, mais bien rarement affirmé. Dans une
observation citée l'appendice a pu être directement senti par
la main à travers l'épaisseur de la peau et du sac. Trèves fit
le diagnostic de hernie étranglée de l'appendice dans un sac
inguinal après avoir constaté à travers la peau la présence
anormale du cœcum et de l'appendice. Il en sera de même,
dans les cas où le malade arrive porteur d'une fistule her-

niaire que l'on peut explorer et qui laisse passer des concrétions stercorales. Mais ces cas sont exceptionnels.

Un excellent élément de diagnostic peut être fourni quelquefois par le passé pathologique du malade. Le fait pour une hernie d'avoir présenté des crises douloureuses, brusques, avec rougeur, tension, gonflement, plusieurs mois auparavant, suivies de guérison complète dans l'intervalle, doit faire pressentir l'appendicite ; de même, lorsqu'une hernie pseudo-étranglée ou une épiploïte d'allures bizarres évolueront chez un malade ayant subi antérieurement des crises abdominales d'appendicite.

Il est bien évident que ce diagnostic ne pourra être possible qu'en cas de hernie à droite ; l'appendicite herniaire gauche constituant une rareté, d'ailleurs spéciale à l'homme.

En l'absence de signes pathognomoniques, il faudra, suivant que l'évolution affecte telle ou telle forme, rechercher les particularités cliniques, qui mettront l'esprit en éveil, et pourront lui faire soupçonner la présence de l'appendice enflammé. Ce sont ces petits signes que nous allons rappeler en envisageant rapidement les différentes formes et montrant les erreurs de diagnostic les plus fréquentes.

Lorsqu'une hernie est le point de départ d'accidents pathologiques, on est tout naturellement conduit à incriminer l'intestin ou l'épiploon, contenus habituels de ces hernies ; lorsque l'évolution des accidents est modérée, silencieuse, on met en cause l'épiploon ; si elle est bruyante, tapageuse, on incrimine l'intestin grêle.

C'est avec l'épiplocèle enflammée que l'erreur est le plus souvent commise. Tumeur brusquement plus volumineuse, qui devient douloureuse, chaude, sensible à la pression et pendant les mouvements ; coliques, quelquefois nausées, pas ou peu de vomissements, assez souvent constipation, telle est l'allure habituelle de l'épiploïte et aussi de l'appendicite herniaire. Cependant dans cette dernière la douleur débute généralement avec plus de brusquerie ; elle présente des paroxysmes qui constituent un élément précieux de diagnostic. La tumeur est plus dure, plus tendue qu'elle ne l'est dans une épiploïte, tout au moins au début ; elle est quelquefois pierreuse ; elle donne très rarement l'impression d'une certaine mollesse. Si on perçoit une masse finement lobulée, ce qui est d'ailleurs rare dans l'épiplocèle enflammée, on peut affirmer cette dernière. Assez importante est la constatation d'une corde abdominale au-dessus de l'orifice herniaire, qui est un excellent signe d'épiploïte. Ces nuances sont bien légères ; trop souvent insuffisantes. Faut-il ajouter que l'épiploon voisinant assez fréquemment avec l'appendice dans la hernie, elles peuvent perdre toute leur valeur et même faciliter la confusion.

Nous avons montré que l'appendicite herniaire pouvait, sans adjonction d'anses intestinales herniées, simuler de tout point l'entérocèle étranglée, cas exceptionnels, il est vrai. Elle peut aussi devenir la cause d'un véritable étranglement intestinal, en comprimant une anse d'intestin grêle contenue dans la hernie. Autant de diagnostics impossibles. Habituellement c'est avec le pseudo-étranglement, avec le pincement latéral de l'intestin que la confusion sera faite. Ce dernier est caractérisé cliniquement par l'ensemble des symptômes de l'entérocèle étranglée, sauf la persistance de gaz et d'évacuations alvines.

Quand l'intestin est en cause, la douleur est plus volontiers localisée au collet ; dès les premières heures on constate un état général inquiétant, il y a arrêt complet des matières et des gaz, les vomissements sont constants, répétés, incessants, d'abord alimentaires, bilieux, puis fécaloïdes ; très rapidement le malade présente de l'algidité, de l'hypothermie ; le pouls rapide et filiforme, le facies grippé, la respiration anxieuse, la voix cassée. Dans l'appendicite herniaire la douleur est plus volontiers étendue à toute la hernie, la T. est normale et légèrement élevée, il y a presque toujours persistance de gaz, les vomissements ne sont presque jamais fécaloïdes ; les symptômes généraux n'atteignent pas ce degré d'acuité.

Lorsque l'inflammation du péritoine herniaire envahit les tissus superficiels, lorsque l'appendicite affecte la forme phlegmoneuse, le diagnostic se posera différemment chez l'*homme* où la hernie est ordinairement *inguinale*, et chez la *femme* où la hernie est le plus souvent *crurale*. En présence d'un phlegmon scrotal, le canal déférent, l'épididyme, le testicule seront très difficiles à examiner, quelquefois impossibles à trouver, car ils sont plongés dans une gangue inflammatoire, un œdème diffus qui les englobe et les masque d'autant mieux que la vaginale aussi peut participer à l'inflammation et devenir le point de départ d'un épanchement purulent. Il faudra examiner l'urèthre, voir s'il n'y a pas de rétrécissement, toucher la prostate pour constater son volume, sa sensibilité et sa forme, afin de pouvoir éliminer les accidents d'ordre génito-urinaire. En cas de blennorrhagie on pensera à un testicule éctopié, Lévy a rapporté l'observation d'un malade où des lésions provoquées par l'appendicite compliquaient des lésions, résultant de l'état inflammatoire des voies urinaires externes (cas de Gross, dans le Deutsche Zeitschrift f. Chir.) (Vol. 47, p. 260). Ce malade, porteur d'une hernie appendiculaire inguinoscrotale, était atteint d'uréthrite gonococcique. En plus des complications phlegmoneuses dues à l'appendicite, survinrent de l'épididymite et de la funiculite blennorrhagiques ; on pratiqua l'appendicectomie et la castration.

En cas d'inflammation moins étendue des tissus, de formation d'abcès ou de fistule, il y a lieu de penser à une déférentite, à des ganglions enflammés ou tuberculeux de l'aine. On explorera la fistule avec le plus grand soin ; on recherchera si dans l'écoulement séro-purulent, il n'y a pas de produits stercoraux ; si la fistule ne livre pas passage à des gaz. Ce sont les commémoratifs et le début des accidents qui fournissent souvent les meilleurs renseignements.

Au niveau du canal crural, chez la femme, la forme phlegmoneuse ou suppurative doit surtout être distinguée de l'adénite aiguë, notamment de celle du ganglion de Cloquet, d'un abcès de cause locale, d'un abcès par congestion, enfin d'une hernie enflammée de la trompe ou de l'ovaire.

Telles sont les erreurs auxquelles prête le plus communément l'appendicite herniaire, et les principaux éléments de diagnostic qui permettront d'éviter la confusion. Mais combien d'exceptions. Devons-nous rappeler le cas de Baillet où les symptômes étaient absolument ceux de l'étranglement herniaire, sauf la *faible tension de tumeur*. Or justement cette faible tension ne constitue nullement un signe de l'appendicite herniaire.

A titre documentaire nous signalons quelques erreurs possible d'appendicite herniaire. Kœrte en 1893 a publié dans le « Berlin Klin. Woch. » un cas de distension d'un sac herniaire par appendicite suppurée abdominale pouvant faire croire à une appendicite herniaire. Hutchinson dans un article du « British. med. Journal, 1899 » a signalé la confusion possible de l'appendicite herniaire avec un diverticule de Meckel enflammé. Ce sont là des cas exceptionnels.

L'appendicite herniaire constituera le plus souvent un diagnostic d'exclusion. Chaque fois qu'on se trouvera en présence d'une épiploïte, d'une entérocèle étranglée, d'un phlegmon herniaire *d'allure anormale*, bizarre, il faudra songer à l'appendicite herniaire, et rechercher les caractères spéciaux qu'elle peut présenter. De cette façon seulement, le diagnostic pourra être posé ou plutôt soupçonné.

On ne devra en tout cas jamais temporiser faute de diagnostic ferme. En présence d'accidents herniaires l'opportunité de l'intervention ne se pose pas ; c'est immédiatement, d'urgence que l'opération doit être pratiquée.

PRONOSTIC

Le pronostic de l'appendicite herniaire est généralement considéré comme sérieux. En 1887 Mérigot de Treigny prétend que l'étranglement de l'appendice est aussi grave que celui d'une autre partie de l'intestin.

Berger déclare que c'est une des variétés graves de la péritonite herniaire.

Pour Osty le pronostic est très sombre parce que si l'appendice est seul hernié et enflammé, il pourra s'étrangler consécutivement et par conséquent se gangrener, ce qui est un facteur considérable de gravité. Si, comme il est fréquent, l'appendice n'est pas seul dans la hernie, l'épiploon, le cœcum, l'intestin grêle qui l'accompagnent, pourront transmettre son inflammation au péritoine abdominal et provoquer ainsi une péritonite généralisée. La gravité de l'appendicite herniaire approcherait de très près celle de l'entérocèle étranglée. En cas de non intervention elle peut à la rigueur guérir par ouverture d'abcès herniaire l'extérieur et au prix de fistules interminables. Mais bien plus souvent le malade est la proie de la septicémie, de l'infection purulente et surtout de la péritonite généralisée. On peut donc conclure que l'appendicite herniaire a beaucoup plus de raison d'être mortelle que l'appendicite abdominale, par le fait même de son siège.

Lévy fait de la situation de l'appendice hernié le facteur principal du pronostic. Lorsque l'appendice enflammé est totalement hernié, la gravité est beaucoup moins grande que lorsqu'il l'est seulement en partie. Ces 2 cas ont au point de vue pronostique une valeur bien différente.

1) Si l'appendice enflammé est en entier contenu dans le sac herniaire, l'inflammation gagnera les régions voisines, déterminera de la péritonite locale. Ou bien les fausses membranes parviendront à localiser l'appendicite et il pourra se produire, en cas de non intervention, une collection purulente qui se traduira à l'extérieur par une saillie phlegmoneuse et deviendra le point de départ de fistules et de suppurations prolongées. Telle est, dit Lévy, la première observation de la thèse de Bariéty qui est un exemple très démonstratif d'abcès herniaire consécutif à une appendicite. Ou bien les fausses membranes ne parviendront pas à localiser la péritonite, qui de locale deviendra générale et pourra entraîner la mort.

C'est dans ces cas que l'étranglement de l'appendice, toujours secondaire à son inflammation, suivant Lévy, pourra jouer un rôle salutaire. Comme l'appendice est en entier contenu dans le sac, l'étranglement au niveau de sa base, constituera une barrière entre le péritoine herniaire euflammé, et le péritoine abdominal sain. Il empêchera la diffusion de la péritonite et tiendra lieu des fausses membranes protectrices qui n'auraient pas encore eu le temps de se constituer.

2) Mais si l'appendice enflammé n'est qu'incomplètement descendu dans le sac, l'étranglement divise l'appendice *enflammé* en deux portions, l'une intra-herniaire et l'autre abdominale. Cette partie intra-abdominale pourra donner naissance à des phénomènes abdominaux de péritonite localisée ou généralisée. Chacune des deux portions de l'appendice pourra déterminer les accidents de péri-appendicite pour son propre compte, l'une la péritonite herniaire et toutes ses conséquences, l'autre la péritonite abdominale avec la péritonite circonscrite ou généralisée, suivant la production plus ou moins rapide des barrières défensives. D'après Lévy, le pronostic de l'appendicite herniaire est donc très sombre ; « l'appendicite herniaire est une affection avec laquelle le chirurgien devra compter et pour laquelle il ne devra pas hésiter à employer les moyens les plus énergiques pour sauver la vie de son malade. »

Actuellement il nous semble que le pronostic de l'appendicite herniaire est loin d'avoir la gravité qu'il avait autrefois. Depuis une quinzaine d'années il s'est considérablement amélioré.

Ce fait ressort nettement de la comparaison de la mortalité avant et depuis 1888. Dans chacune de ces périodes nous allons rechercher et établir la proportion des morts et des guérisons.

Avant 1888, sur 19 cas, nous relevons seulement 9 guérisons ; en général on pratiquait la kélotomie qui était suivie de suppuration prolongée ; celle-ci a été parfois salutaire, puisqu'elle a permis l'élimination de l'appendice (Ob. de Pistory, Clin. de Berlin, 1850. Dans les dix autres cas on note la mort avec ou sans intervention. La cause de cette mortalité considérable doit être attribuée en grande partie au taxis qui souvent constituait le seul traitement et toujours précédait la kélotomie. On comprend les ravages que cette méthode pouvait engendrer lorsqu'elle était appliquée à un sac contenant un appendice enflammé, souvent gangrené, prêt à se rompre. C'était la suppression absolue de tout acte de défense de l'organisme, la diffusion de l'inflammation a tout le péritoine herniaire par la destruction des adhérences protectrices qui tendaient à la limiter ; c'était surtout encore l'éclosion d'une péritonite abdominale déterminée par l'introduction violente et forcée dans l'abdomen d'une certaine quantité de pus extrêmement virulent venant du sac herniaire. C'était sur un appendice en instance de rupture ou de perforation la détermination immédiate de ces complications. Rarement c'était la réduction en masse de l'appendicite herniaire et du sac enflammé dans l'abdomen.

Depuis 1888, nous ne trouvons que 6 cas de mort sur 58 cas. Dans 2 cas (Observation de Pollosson et de Rivet), elle est manifestement due à une intervention tardive, faite sur des malades sans résistance et qui, le premier avait déjà des vomissements fécaloïdes, le deuxième, était en plein collapsus. Dans un troisième cas la mort est la conséquence d'une faute d'asepsie opératoire ; c'était un malade âgé de 58 ans, présentant depuis 4 jours des phénomènes d'étranglement, ni selles, ni gaz. Résection de l'appendice, ligature à la soie. Mort. A l'autopsie, on constate de la péritonite aiguë généralisée ayant son point de départ au niveau de ligature. (Autre observation de Rivet).

Le malade de Brunner (1889) est mort de septicémie. Celui de Walther et Raffray est mort quinze jours après l'opération de pneumonie. Celui de Potherat est mort d'hecticité ; il s'était refusé à toute intervention ; un phlegmon iliaque succéda à son appendicite herniaire, s'ouvrit dans l'intestin, devint le point de départ de phénomènes hectiques.

Cette statistique montre que la gravité de l'appendicite herniaire est loin d'approcher celle de l'entérocèle étranglée. Sans doute, le pronostic est des plus sérieux ; mais il nous semble devoir relever principalement de deux facteurs. Le premier est le degré d'infection de l'appendice, il y a des appendicites septiques, toxiques contre lesquelles toutes les ressources demeurent impuissantes. Le deuxième est le voisinage fréquent d'anses intestinales dans ce milieu herniaire. L'appendice enflammé pourra étrangler contre un ligament fibreux une anse intestinale (ligament de Guimbernat, cas de Hue), cas exceptionnel ; plus souvent il deviendra le point de départ d'une péritonite herniaire avec les signes d'un pseudo-étranglement.

Un certain nombre de complications peuvent entraîner la mort du malade, septicémie, péritonite généralisée, complications beaucoup moins fréquentes que *les accidents d'étranglement ou de pseudo-étranglement dus à la péritonite herniaire.* Tels sont les véritables facteurs de gravité, d'autant plus redoutables que la symptomatologie de l'appendicite herniaire rappelle fréquemment celle de l'épiplocèle enflammée et qu'en raison de son début insidieux, de ses allures discrètes on a trop de tendance à temporiser et à attendre l'apparition soit des phénomènes d'étranglement, soit d'un phlegmon gangréneux herniaire.

C'est donc la précocité de l'intervention qui constituera le facteur principal du pronostic de l'appendicite herniaire. On doit immédiatement faire « la herniotomie, pratiquer la résection de l'appendice, la réduction de l'intestin soigneusement nettoyé s'il a été contaminé par le contact du pus et des matières, l'excision de l'épiploon compris dans la hernie, et suivant l'état d'infection du sac herniaire, le drainage et le tamponnement de celui-ci ou la cure radicale de la hernie » (Berger).

CONCLUSIONS

Sous le nom d'appendicite herniaire, on comprend l'inflammation de l'appendice iléo-cœcal dans une hernie, que l'appendice soit seul : *appendicite herniaire proprement dite*, ou associé à d'autres organes (épiploon, cœcum, intestin grêle, etc) : *appendicite en milieu herniaire*.

L'étranglement herniaire de l'appendice, extrêmement rare n'est qu'une modalité pathogénique de l'appendicite herniaire ; sa description ne saurait en être séparée.

L'appendicite herniaire appartient à tous les âges , elle est surtout l'apanage de l'âge mûr et de la vieillesse ; chez l'homme elle existe presque exclusivement au niveau du canal inguinal, chez la femme, presque exclusivement au niveau du canal crural. On a signalé quelques cas d'appendicite herniaire gauche, mais uniquement dans le sexe masculin.

De même que l'appendicite abdominale, elle peut être aiguë ou chronique : légère, à répétition, s'accompagner de péritonite adhésive ou suppurée (péritonite herniaire) . même de péritonite généralisée. En raison de son siège spécial, elle se présente sous les apparences d'une *hernie simple réductible ou irréductible* d'une *hernie à crises douloureuses intermittentes*, d'un *phlegmon herniaire*, d'une *épiploïte* ou d'une *entérocèle étranglée* ; mais c'est l'épiploïte herniaire qu'elle simule le plus volontiers.

Elle offre cependant quelques particularités cliniques qui

parfois pourront faire soupçonner le diagnostic d'appendicite herniaire, sans qu'il soit d'ailleurs possible de l'affirmer.

Le pronostic, très sombre alors qu'on pratiquait le taxis et la temporisation, s'est beaucoup amélioré depuis que l'intervention précoce est de règle.

BIBLIOGRAPHIE

1785. HEVIN. — Cours de pathologie et de thérapeutique chirurgicales.

1812. SCARPA. — Traité des hernies.

1833. TAMARELLI. — Annales Universelles de médecine.

1836. MERLING. — Deux observations d'étranglement de l'appendice cœcal hérnié. — Thèse d'Heidelberg.

1837. CHARYAN. — Soc. de Médecine de Nantes. Appendicite herniaire inguinale gauche

1841. GUERSANT. — *Gazette des Hôpitaux*, p. 314.

1842 CABARET. — (Saint-Malo). *Journal des connaissances médico-chirurgicales.*

1868. KLEIN. — Ueber die aeusseren Bruche des Process vermiformis caeci Inaug. Dissert. Giessen.

1859. BEAUMETZ (G.). — *Gazette des Hôpitaux*, p. 462

1878. BRADDLEY. — *Medical Tymes and Gaz·* II, p. 617.

— HERBERT. — *Medical Times and Gaz.* T. II, p. 48.

1879. STEIGER. — Corresp. Blatt f. Schw. Aertz, 5 avril.

1880. PICK. — *The Lancet.* T. I, p. 801.

1882. BENNET. — A case of strang of the appendice. Med and chirurgical report. Philadelphie,

1886. BOIFFIN. — Hernies adhérentes au sac; accidents. Th. Paris.

— MERIGOT DE TREIGNY. — Hernies du gros intestin. Th. Paris

1887. TUFFIER. — Archives générales de médecine. Juin, juillet. Paris.

1888. LE BEC. — Congrès de chirurgie de Paris. Mars.

— JALAGUIER. — Congrès de chirurgie de Paris. 16 mars, p. 574.

— JACKLE. — Die Erkrankungen des processus vermiformis in Bruchsach. Inaug. Dissert. — Marburg.

1889. RUBINO. — Sicilia médica.

— HEDRICH. — *Gaz. médical de Strasbourg*.

— ANNANDALE. — The *Lancet*, 30 mars.

1890. LE DENTU. — Cliniques chirurgicales, p. 269.

— MONKS. — *Boston med. and surg. Journal.* Juin, p. 543.

— PERRIN, fils. — *Revue médicale de la Suisse romande.*

1892. MORSE. — Wiener medical Wochenscrifdt.

— REMEDI. — Sull prolasso del appendice vermicolore. Atti della R. Acad. dei Fisiocritici. ser. 4. T II.

—   OTTO FLŒL. — Zwei Falle von gangranoser Hernie. Centralblatt für Chir., n° II, p. 231.
—   SCHMID. — Munchener Med. Woch. T. XXXIX, p. 288.
—   SCHMID. — Med. correspondenzblatt d. Wurtemberg.
—   ALFONS NICHE. — Thèse de Marburq.
—   BIER. — Deutsche Med. Wochenscrift, p. 443.
—   LEGUEU. — Société anatomique.
—   THIERY PAUL. — Société anatomique.
—   RECLUS. — Société de chirurgie. Juin.
—   GANGOLPHE. — Lyon médical, 17 juin.
1893. POLLOSSON. — De l'étranglement herniaire de l'appendice cœcal, Lyon médical, 21 mai.
—   BRIEGER. — Die Hernien des Processus vermiformis. Arch. für Klin. Chir. T. XLV, p. 892.
—   JAMES RAHN. — Ueber die Hernien des Wurmforsatzes. Erlangen.
—   ALTI. — L'appendice iléo-cœcal et ses hernies. Th. Paris.
—   KORTE. — Berliner Klin. Wech. 11 sept.
—   KRONLEIN. — Correspond Batt f. Schw. Aertze. 15 fév.
1894. SAUVAGE. — Hernies de l'appendice ; appendicite herniaire. Th. Paris,
—   WALTHER. — In thèse Sauvage.
—   RIVET — Hernies de l'appendice vermiforme. Thèse de Paris.
—   DUBAR. — Bull. méd. du Nord. — T. XXXIII, p. 172.
—   CHARNOIS. — Hernies du cœcum compliquées d'appendicite. Th. de Lyon.
—   SARFERT. — L'appendice dans les hernies. Deutsche Zeitscrift für Chirurgie.
1895. BARIETY. — Hernies de l'appendice cœcal compliquées d'appendicite. Thèse de Paris.
—   BARD. — Thèse de Lyon.
—   ROMM. — Deutsche Zeitschrift für Chir. T. XLI, p. 249. Etranglement de l'appendice dans une hernie gauche.
—   MAYDL. — L'étranglement rétrograde de la trompe et de l'appendice dans les hernies. Wiener Klin. Rundschau, p. 2-3.
—   BAJARDI. — Hernie de l'appendice cœcal. Sperimentale, Sez clin. Firenze. XLIX, p. 323 et 346.
1896. GUINARD. — Hernie étranglée de l'appendice. Bull. Soc. chir., 10 juin.
—   ROUTIER. — (Rapport).
—   VESLIN. — Hernie appendiculaire. Bull. soc. chir.
—   PICQUÉ. — (Rapport.)
—   MICHAUX. — Bull. Soc. Chirurgie.
—   GUINARD. — Presse médicale, 28 novembre.
—   FLEISCHL. — Perityphlitis im Bruchsack. Centralblatt für Chirurgie, n° 31, p. 748.
—   SENDLER. — L'appendice dans les hernies. Münch med. Wochenschr., n°5.
—   GOEBEL. — Appendice dans les hernies chez l'enfant. Deutsche med. Woch., n° 19.
—   NASSE. — Un cas de hernie appendiculaire étranglée. Arch. für. Klin Chir., t. LI, p. 919.
1897. PINATEL. — Hernie appendiculaire étranglée. Loire méd. (St-Etienne).
—   BOECKEL. — Bulletin de l'Acad. de méd. 19 octobre.
—   HARTMANN et MINOT. Semaine médicale.

— HOFMANN. — Beitræge z: Kenntniss der Hernien des Processus vermiformis. Deutsche Zeit für chir. t. XLV, p. 8.

— NEWBOLT. — British. medical Journal. 27 mars.

— BRIANÇON. — Hernies de l'appendice. Thèse de Paris.

— TAILLEFER. — Appendicite herniaire. Indép. médicale, p. 361.

— VANDERHOOF. — Un cas de hernie appendiculaire étranglée. Med. Rec. New-York.

— RENAULT. — Thèse de Paris.

— SEGELMANN. — Hernies de l'appendice. Thèse de Paris.

— BIDWELL. — Hernie crurale irréductible constituée par l'appendice seul. British. med. Journal. Londres.

1898. GROSS. — Cas d'appendices perforés dans une hernie. Deutsche Zeitschrift für Chir. XLVII, p. 250.

— GROSS. — Id. Centralblatt für chir., n° 19, p. 515.

— BOUILLET. — Etude de l'étranglement des hernies de l'appendice. Th. Bordeaux.

— BERGER. — Article hernie du Traité de chirurgie, p. 100.

— JALAGUIER. — Article appendicite du Traité de chirurgie, p. 617.

— VAUTRIN. — Revue de gynecologie et de chirurgie abdominales. 10 fév. Paris.

— CHARTERS SIMONDS. — British medical journal.

— ZAHRADNICKY. — Incarcération rétrograde de l'appendice dans une hernie inguinale gauche. Wien, Klin. Rundschau, XII, p. 669.

— POTHERAT. — Société de chirurgie, 15 juin. Hernie de l'appendice. Corps étranger et appendicite.

— PASCAL et PILLIET — Apoplexie de l'appendice hernié. Bull. de la Soc. anatomique, p. 352.

— SCHWAZ. — Centralbl f. chir:, n° 28, p. 748.

— OMBRÉDANNE. — Un cas de perforation de l'appendice dans le sac herniaire. Archives générales de médecine.

1899. LEJARS. — Traité de chirurgie d'urgence. Hernies de contenu anormal, p. 547.

— MEZANGEAU. — Des hernies de l'appendice iléo-cœcal. Th. Paris.

— PETITJEAN. — Thèse de Paris.

1900. OSTY. — De l'appendicite herniaire. Thèse de Paris.

— HERBIG. — Maladies de l'appendice dans les hernies. Inaug. Dissert. München.

— MOUCHET. — Appendicite herniaire. Gaz. hebd. de médecine et de chtrurgie

— GOSCHEL. — Cas de pérityphlite dans une hernie ; résection du cœcum et de l'appendice. Münch. Med. Wochenscrift.

— DOMINIK PUPORAC. — Wiener Klin, Wochenscrift.

— DUJON (de Moulins). — Archives provinciales de chirurgie, t.X, p. 465.

— DUPIN et BARRAU. — Hernies de l'appendice. Languedoc médico-chir. Juin.

— SOULIGOUX. — Appendicite et cure radicale de hernie inguinale droite irréductible. Soc. anatomique.

— BOUGLÉ. Presse médicale.

— DELAGÉNIÈRE. — Archives provinciales de chirurgie.

— HORWITZ. — Abcès appendiculaire rompu dans le sac d'une hernie inguinale. Philadelphia. M.J.

— DEMOULIN. — Hernie appendiculaire crurale enkystée. Société de chirurgie. Discussion. Berger.

— JOPSON.— Hernie de l'appendice vermiforme. Univer. M. Mag. Philadeldhia.
— VANDAELE. — *Normandie médicale.*
— BENDER. — Appendicite herniaire. Soc. anatomique.
— HEMSTED. — Etranglement de l'appendice dans le canal crural. *Bristish Med. Journal.*
— NAQUET. — Hernies de l'appendice vermiculaire et leurs complications. Thèse de Paris.
— CARREZ. — Appendice trouvé dans une hernie étranglée. *Lyon médical*, p. 493.
1901. FORTUN. — Progresso. méd. Habana p. 238.
— MUNS. — Centrelblatt fûr Chirur. n° 42 p. 1037.
— WULFF. — Hernie étranglée dans une hernie crurale. Deutsche med. Wochenschrift. XXVII p. 176.
— TAILLEFERT (de Béziers). — Congrès de chirurgie.
— DIONIS DU SÉJOUR. — Société anatomique.
— PIKE. — Abcès appendiculaire simulant une hernie inguinale étranglée. *Lancet.* London.
— ELDER. — Appendicite aiguë compliquant une hernie chez un jeune enfant Montreal M. J.
— NOVÉ JOSSERAND, *Lyon médical*, Juillet.
1902. JEFFERY et WILLIAM SCHARP. — *British médical*
— MAUCLAIRE et DAMBRIN. Hernie appendiculaire étranglée dans l'anneau crural. Juillet. Soc. anatomique.
— HALL. — *British médical.* 28 Juin.
— MORESTIN. — Phlegmon gangréneux du scrotum par appendicite herniaire. Repport de M. Legueu. Soc. de chir. 19 mars.
— POTHERAT. — Hernie inguinale gauche du scrotum. Sac complet. Cure radicale après appendicectomie. Soc. de chir. 30 avril.
— MIGNON. — *Bulletin de Soc. de Chir.* Mai.
— GUINARD. — *Bulletin de Soc de Chir.* Mai.
1903. HONORÉ. — Appendicite herniaire. Thèse de Paris.
— LÉVY (Nancy). — Hernies de l'appendice. Arch. prov. de chirurgie.
— BICHAT. — *Revue de Médecine et de chirurgie.*
— HUE. — *Normandie médicale* 1" Janvier.
— QUÉNU. — Société de chirurgie. Juillet p. 801.
— BAILLET. — Soc de chirurgie. Séance du 23 décembre. p. 1167.
1904. MAC RAE. — *Journal of American Med. Association*, septembre.
— ROUTIER. — Société de Chirurgie, avril et décembre.
— LEGUEU. — Soc. de Chirurgie, décembre.
— DEMOULIN. — Soc. de Chirurgie, décembre.
— ROCHARD. — Soc. de Chirurgie, décembre.
— BAZY. — Soc. de Chirurgie, décembre.
— LE PLAY. — *Bull. de la Soc. Anatomique*, avril 1904.
— SPANZEL. — Deutsche Zeitschrift fûr chirurgie.
— LEMOINE. — *Nord Médical*, septembre.
— DENIS. — Contribution à l'appendicite herniaire, Th. Paris.
— PAUCHET. — *Bulletin Médical*, septembre.
— TÉMOIN. — *Journal de Médecine interne*, 15 sept.
— TÉMOIN. — *Gaz. Médicale du Centre*, janvier.
— BARBAT. — *Journal of american méd. Association*, février.
— BASILE. — Polyclinico Mai.

Jacquemin

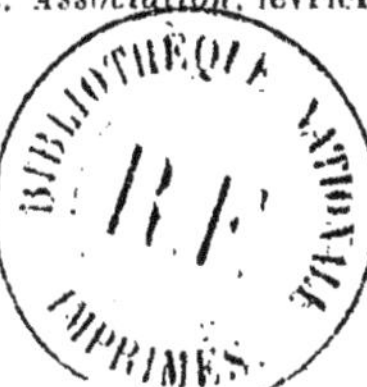

98   BIBLIOGRAPHIE

   — BLEYNIE et DESCAZALS. — *Limousin Médical*, juillet.
   — CHRÉTIEN. — *Annales médico-chirurgicales du Centre*, février.
   — WAGON. — Appendicite chronique d'emblée, Th. Paris.
   — CLARET — *Tribune médicale*, 4 juin.
1905. LEDUIGOU. — Etranglement de l'appendice iléo-cœcal dans le canal crural. Th. Paris.

TABLE DES MATIÈRES